アーユルヴェーダで

我慢しない アトピー生活

体と心の快の原理

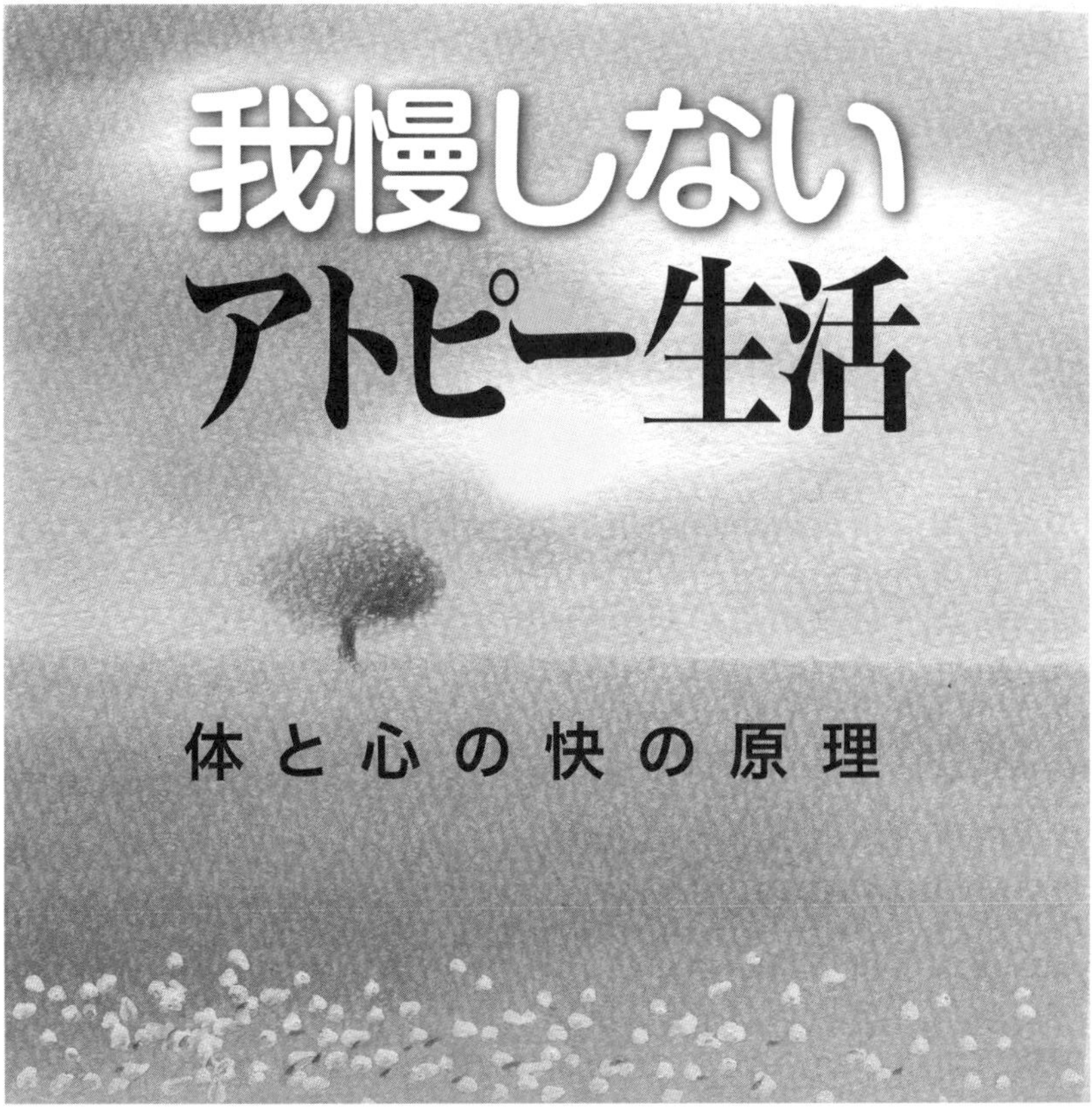

Machiko NISHIKAWA
西川眞知子

農文協

はじめに

この本はアトピーに悩む方に贈る本です。でも、アトピーと闘うためのものではなく、むしろアトピーだからこそ学べること、さらにそこから一皮も二皮もむけて、自分自身が大きくなる可能性をひらく、アトピーの方のための本です。読み進めながら、本の中の気の向いたことをやってみる。また、自分と楽しく向き合ってみる……そんなことを繰り返しながら、アトピーを、人として大きく成長していくきっかけにしましょう。「転んでもただでは起きない」というような発想でアトピーに向き合って、その経験を無駄にしないで活かすような意気込みでいきませんか。「人間万事 塞翁が馬」と言いますが、人生、何が幸いするかわかりません。本書は、どんなことも吉にしていく生き方によって、症状を軽減する智慧であるアーユルヴェーダをお伝えします。

健康は私たちにとって自然の状態です。ところがその自然に生きるということがなかなかできないのが現代かもしれません。私たちが暮らすこの地球は、樹や山、海、空、いわゆる自然に囲まれています。さらに、人間は自然の一部です。自然は当たり前の循環の中で保たれています。あまりに当たり前なことをいちいち意識して生きる人はいないようです。

ところが、何か体に問題が出たり、人間関係に問題が起こったりしたとき、私たちはふっと立ち止まることがあります。当たり前が当たり前でなくなったとき、気づくことがあります。

本書の主題のアトピーも、皮膚の本来の自然な状態から少し離れているというサインと捉えることができます。皮膚の当たり前から少し離れて痒くなり、カサカサして赤くなる……そんな自然から離れたとき、あなたはどうしますか？

一生懸命その部分だけをどうにかして、痒みを止めて、今の状態をやり過ごそうと懸命になるかもしれません。でもそれは、自然の流れから考えると、ほんの一部のケアです。本来の自然な状態が、もっと当たり前になるようなケアがあります。「これはダメ」とか、「これしかよくない」というように、自分を窮屈に縛り、自分を責めることから解放されて、もっとおおらかに健康をめざすアトピー自然生活を送る提案を、本書でしていきたいと思います。それが毎日の循環、ひいては人生の自然な循環を知るきっかけになることを心から願って、本書を今、悩めるあなたに贈ります。

目　次

第2部　生きることを援助するアーユルヴェーダ

第6章　人が健康を保つしくみ

第7章　アトピーを改善するアーユルヴェーダの身体技法

第1部

快の原理でアトピーと付き合う

第1章 〝アトピーになる〟とはどういうことか

本書に出てくるアーユルヴェーダは、インドで生まれた世界最古の医学です。本書ではアーユルヴェーダの本来の意味である「生命科学」をベースとして、無理なことを一切やらずに、セルフケアとして行なえるアトピーの改善法としてのさまざまな知恵をお伝えしていきます。

1 食べ物の不消化からおこるアトピー

●体の声に耳を傾けていますか？

アーユルヴェーダでは、さまざまな症状は、食べ物の不消化から起こると考えます。もちろんアトピーも例外ではありません。消化力が気づかないうちに低下しているのに、つい食べ過ぎたり、夜遅くの飲食の習慣が身についていたりすることが、不消化をひき起こすと考えられています。

また、以下の場合も、食べ物の不消化が起こると考えられます。時間だからとりあえず食べるという食習慣、テレビや人との会話に夢中になりながらの食事、体に悪そうと心配しながらの食事などです。また、おいしくないけれど、「体に良い」と言われているから食べる場合、面倒くさいなという感じで作られた物を食べる場合も不消化を起こします。さらに、イヤイヤ仕事をするときの感情なども、この不消化に関係すると考えられます。

消化力が十分でないときは体調が悪くなったり、何をやるのもおっくうになったりします。実はそのようなときは、消化の火も弱っています。そんなとき、いつもと同じように食べ過ぎると、消化の火は食べた物を燃やして完全燃焼することができません。すると消化しきれなかった食べ物が、消化器系の管、つまり小腸や大腸などにも溜まってしまい、カスが出てこない状態となり、徐々に蓄積します。そのような老廃物の作用が、弱いところに何かの症状としてだんだん現われてきます。

だからアーユルヴェーダでは、病気や疾患は突然に起こったのではなく段階を追って発症すると考えます。発症の初期の段階で食い止めることができれば、大きな症状にはならないはずです。さらには、今日の体調や心の状態に耳を傾けずに、「いつもこうだから」と同じ生活態度を強行することが、病気の第一歩になると考えます。

例えば、食欲がない、あまり食べたくないという状態を、「おかしい。いつもならちゃんと食べられるのに。そうか疲れているからだ。では、少し無理してでも食べないと、体力がなくなってしまう」などと、体の声よりも頭の考えを優先させて、「ねばならない」とばかり考えがちなのが私たちの常です。

それを少し切り替えて、「体には知恵がある」「耳を傾けてみると体が自分に話しかけている」などと、体の言い分を聞き取っていかないと、いつか体は悲鳴を上げてしまいます。季節が移り変わるように、一日の中でも、朝日が昇り、太陽が燦々と輝くときも曇りのときもあり、やがて日が沈む……というように、自然は常に変化しています。私たちの体も、その自然に同調しています。雨の日はどことなくしっとりした気分だったり、晴れの日はさあ洗濯でもしようかと張り切ったり……、そんな自然の流れに、もう一度うまく乗っていくために、アーユルヴェーダのお話をさせていただきます。

●健康は「快の原理」で食べることから

以上のような考えをアグニ、オージャス、スロータス、アーマという四つのキーワードを押さえて、アーユルヴェーダでアトピーの発症を説明していきます。

まずは、身体にある管《くだ》の話から始めます。

その管を「スロータス」と呼びます。管というと、一般に考えられる消化管、血管の他に、もちろんのことエネルギーが流れる見えない管（東洋医学でいう経絡のようなもの）が人体にはあります。ちょっと想像してください。その管を家の下水管として、もしその下水管にものが詰まって流れなくなったらどうでしょう。下水が停滞して、その後、詰まったものが腐敗しますね。

身体でも同様のことが起きていきます。

また、食べたものをきちんと消化する消化力だけでなく、聞いたことを鵜呑みにしないで、きちんと消化し納得しながら物事を進める力を心の消化力と呼びます。以上の体と心の消化力のことを「アグニ」と呼びます。もし、しぶしぶいやいや、でも体に良いからと、食べたくなくても無理して食べるとします。このような行為がもたらす状態は、体と心のアグニが低いと考えられます。消化力が低いと、せっかく栄養価は高いものをいただいても、毒素（「アーマ」）が管（スロータス）に溜まると考えられています。ところが、消化力に見合った量の食事を、ハッピーな心でよく噛み、おいしくいただくと、食べた物が体や心の糧になります。その体や心の糧を「オージャス」と呼びます。オージャスは免疫力のような概念です。本書では、「食べる」ということを、人に本来備わっている「快か不快」の感覚に聴きながら、快の原理に従って、よく噛んでおいしくいただくというアーユルヴェーダの原理から考えます。

もう少し快の原理についてお伝えしましょう。例が食事から少し離れますが、マッサージを受けているとき、あなたが「痛いからもう少し緩めてください」と伝えているにもかかわらず、施術している人が自分の教義を押し付けて、「いやこれはあなたの体が凝っているから痛いのですよ。コリがほぐれたら痛みはなくなります」と言われたとします。そのときあなたが、「そうかやっぱり」とあっさりその言葉を専門家の意見として受け入れ、マッサージ中、ずっと冷や汗をかき、我慢の連続だったとします。これは快でしょうか、不快でしょうか。または、「もう少しグーッと力を入れてほしい」と思っているのに、専門家が、「何を言っているのですか、この程度でないと筋肉が傷つくんですよ」と言って、きっぱりその希望を断わったとしたら、あなたは快ではなく、やはり不快と感じるでしょう。この二つの例は、人にとって快と不快の感覚は個人差があるということを示しています。個人の快と不快の感覚は、他人が云々できないのです。そのことをぜひとも覚えておいてください。

体の機能は、快の感覚を呼び覚まして、その感覚に従うことで、自然の循環に戻ることができます。これは、かなり当たり前のことですが、この当たり前がなかなかできないのが、私たちの常なのです。私たちはつい当たり前のことを忘れがちで、理論・理屈で考えてしまうことがあるからです。まずは、しぶしぶ、イヤイヤ、心配しながらの「ながら食べ」をやめてみましょう。食事にも「自然な行為の循環の力」を取り入れてみましょう。この言葉をもう少しかみ砕いてみると、おいしそうな色どりのものを目の前に置き目で見て、耳で噛む音を聴き、舌でその触感を味わい、鼻で匂いを楽しむ、などの五感を使って食物を選び、身体が喜ぶように、かみ砕き、飲み込むことです。そして、消化を少し見届けると、体の中にうまく浸透していって、血となり肉となり、元気ややる気がわいてきそうな感じがするのです。もし、そのような食事をすることができたら、自然の循環がうまく作用していきます。以上のようなことがうまくいくと、消化の流れはとても自然で順調に流れやすくなります。

さらに、「食べるときの気持ちが、その食事をより有意義にしていく」と、アーユルヴェーダは語ります。もう少しかみ砕いてみると、「いただきます」「おいしい」「この食事は元気の源」など食事中に抱く心も、自然の循環の流れを、後おしすることになると考えられます。

●アトピーを改善する良い代謝と腸の元気

アトピーは、一見、消化力とは何の関係もなさそうですが、消化管は人体の中でも最大の「免疫臓器」です。アトピーに対して、消化か不消化かは、とても重要なことです。また、消化吸収機能は自律神経機能と共に、生体の最も基本的な要素で、生命活動の土台として、体内のすべての器官や組織に影響を及ぼしています。つまり、消化器系と自律神経系は、循環器系や呼吸器系、内分泌系や生殖系、もちろん免疫系に対しても影響を及ぼしている事実に目を向けてみることは、疾病の根本の治癒にとても大切です。

アトピー治療には、もちろんアレルゲンの除去、皮膚のバリアーの強化も大切です。でも、一番の優先順位を無視して、一生懸命アレルゲンの除去作業や部屋の掃除、スキンケアーに力を注いでも、根本の治癒は少し遠くに行ってしまいます。まずは腸の元気を大切にして、代謝を良い状態に戻していきましょう。

代謝とは、古いものから新しいものへ常に移り変わることです。吸って吐いて、食べて出して、動いて休んでという代謝は大切ですが、この順番より重要なことは、吐いて吸う、出すから入れる、休むから動ける、ということです。この順番が良好な代謝に重要なキーとなります。一言でまとめると、「出してから入れる」ということです。取り入れることが先ではないという意味です。このような行為を通じて、私たちの体は常に活発な代謝を続けています。

ところがアトピーのときには、この代謝が活発に行なわれにくくなっています。出したら入る、この循環がうまくいかなくなると、呼吸が浅く、便通が悪く、熟睡できない状態が出てきます。

そこで、アトピーを改善するためには、基礎的な代謝を上げていく必要があります。具体的には、①呼吸を整え、②便通を良くして、③熟睡できる状態を目指します。別の言い方をすると、昔からよく耳にする快食・快便・快眠なのです。

2 症状が教えてくれる体と心の信号

辛い症状が出ているときに、「実は症状が教えてくれる」という言葉は、聞き入れにくいものかと思います。けれども、世の中には、重篤な病気にかかったときでも、失望を選ぶよりも挑戦を選ぶ人もいます。また、自分を責めることよりも、自分をもっと大切にしていくことを選ぶ人がいます。このように、本書を読んでくださっているあなたの現在の症状を敵に回すことより、むしろその状態から学び、より自分を磨く選択をしてほしいと願っています。さあではまず、一般的に病気の症状とはどのようなことなのかを、ご一緒に考えてみませんか。

●「きちんと出す」ことが大切

病気の症状には、以下の三つの働きがあります。

①心身の毒素や曇りを排泄・浄化する働き。

②自分の身体と心に意識を向け、自己回帰力（気づく力）を高めることができるようにする働き。

③周囲のすべての力により支えられ生かされている自分を認識する働き。

さて、上記の三項目をどのようにご覧になりましたか？

ニンジンジュースを基本にガンの自然療法をされているドイツ医科大学のイセルス教授は、「世界には二人の名医がいる。それは食欲不振と発熱だ」と言われています。耳を疑うような言葉かもしれません。でもそれは、体の不調を教える体の知恵のことです。また、日本の整体の歴史に大きな力を与えた野口晴哉氏は、「風邪には素晴らしい効能がある」とも言っています。これは、人は本来の状態ではないとき、熱が出て病原菌と闘ってくれたり、風邪をひいて咳やタン、鼻水などで病原菌を出していこうと働いてくれたりする力が備わっているということです。そこから考えると、症状を抑えることより、「おや、こんな症状として現われてきている。本来の自然に戻ろうとする体の知恵が頑張ってくれているな……」と、その症状に耳を傾け、「どうしたらいいかな」と、体に聴いていきませんか。そのような考えからすると、アトピーとは、体に蓄積している体に不要なアーマ（毒素）を、皮膚を通して体外に出そうとして起こる現象とも解釈できるのではないでしょうか。

そのような場合も、現代医療は、体が自然に自ら治そうとして一生懸命熱を出したり、さまざまな排出症状によって行なったりしていること自体を悪としてとらえ、「出す症状」をすべておさえてしまうことがあるようです。ちょっと考えてみると、便や尿は体に不要だから体外に出すために起こる「出す」作用です。また、呼吸も吐くから入ってきます。ここがとても大切です。「きちんと出す」こと、それを少し大切にしてみませんか？ 出すという体の知恵を通じて、体は良い循環をめぐらせ、自然なリズムを奏でています。重い憂鬱な気分でさえも、ひと呼吸して吐き出してみましょう。ちょっと楽になりませんか？ 一人で抱えないでもっと気持ちを人に伝え、あるときは手を差し伸べてもらい、またあるときは自分自身が辛い感情をも吐き出していくように、元気なアトピー生活を送っていきましょう。

以上に述べたことは、始めに出した三つの項目について、すべて網羅することになります。まず、今の症状をおさえることばかりが大切ではなく、無理のないように出させること。すると人が持つ本来のバランスを保とうとする体の知恵としての自然治癒力が発現してきて、どんどん自然な循環が取り戻されてきます。呼吸にしても、良い空気だ、おいしいと言って、空気を吸ってばかりいたらどうなるでしょうか。考えるだけで苦しくなりますね。吐くから入ってくることが、呼吸が自然に行なわれているときです。その正反対に吸うことから始めると、次には十分に吐くことができないのです。あくまでも吐くから入る。それは、患部をおさえて守る前に、出してみるという発想と同じです。あくまでも「出せば入る」を大切にして、順番を逆にしないようにしましょう。

●病気は浄化である

さらに、「病気は浄化」という考え方をもう少しお伝えします。

アーユルヴェーダでは、「消化が適切なら毒すら薬になる。ところが、消化がうまく働かない場合は、どんなに効能があるものをとっても毒になる」と考えられています。それは万人に良い食物や万人に悪い食物があるのではなく、食物の良し悪しは、今のその人の体調や体質的なことにより異なると考えているからです。そのため、「これさえ食べれば健康になれる」というたい文句にアーユルヴェーダはあまり同調しないのです。

その日によって体も気分も重い日もあれば、軽快な日もありませんか？　また、体が火照ると感じるときも、冷えを感じるときもありませんか。ところが、私たちはそのような自分の状態になかなか気づくことができないのが現状かもしれません。だから、対処療法に魅力を感じるのです。それは、これさえやればよいという方法だからです。とても簡単そうに見えますよね。中にはその方法がぴったりはまり、改善する人も出ることと思います。でも中には、その方法で、改善どころかよりひどくなってしまい、いつの日かその方法を憎むことになる人がいるかもしれません。あなた自身の体と、その考えを主張する人の体との違いを、あなたの体はさまざまなことで訴えているはずです。体の重さを感じるとか、どこかが不快であるなどの感覚で、体は訴えています。そしてはっきり言えることは、決めつけることから解放されることです。

「病気は浄化」という言葉の意味は、体にたまったいらない毒素を吐きだそうという体の知恵があるということです。その知恵を失ったら、実はとても恐ろしいことになります。本当は体が相当悲鳴をあげているけれど、じっと我慢して何の反応もなく淡々としていたら、どうでしょうか。あるときばったり体のエンジンが切れてしまい、動かない状態になってしまうでしょう。そうならないように、毒を吐きだそうという体の知恵が症状です。そのためつぶやき程度の声を聞き取れたら一番いいのですが。まあ、なかなかそうはいかないので、ちょっと出てきた小さなうちの症状、それを浄化ととらえて出していくことを心がけてみましょう。病気は浄化作用です。その考えで今の症状と前向きに付き合ってみませんか。

3 アトピーに対処するアーユルヴェーダの考え方

●アーユルヴェーダが考える病気の段階

アーユルヴェーダでは、病気の段階を次のように考えています。①サンチャヤ：病素ドーシャの蓄積、②プラコーパ：病素の憎悪、③ラサーラ：病素の拡散、④スターナ・サンシュラヤ：病素の局所化、⑤ヴヤクティ：病気の発症、⑥ベーダ：病気の慢性化。とても難しい言葉を羅列してしまいましたが、この言葉を覚えないと前に進めないことでもないですし、そんなに大切ではないので心配はいりません。簡単に言うと、まずは「病気は一夜にしてならず」ということです。かなり長い期間をかけて、病気は蓄積してきたのです。ここで大切なのは、自分の症状がどの段階にあるのかにきちんと向き合って、それに見合った対処が必要だということです。ただし、注意してほしいのは、アーユルヴェーダは、病気なのか健康なのかと二者択一で考えるのではなく、発病するまでに六つの段階を通っていると考えることです。

まさに「ローマは一日にしてならず」ということわざが示すように、目の前の立派な建造物も急に空から降りてきて、そこに安置されたものではないでしょう。また、木々も種から数秒で急に成長して大きい木にはなりませんね。良かれ悪しかれ疾患も同様で、ほとんどのものが突然に発病するものではなく、日々の生活習慣、心理的な状態、人間関係など、いろいろな要因が重なり合って症状として現われてくることが多いものです。特にアトピーは、突然の発作のようなものではないのです。さまざまな要因が重なって、さらに何かの要因が引き金になり、発症していくものです。そのため、早めに発症の要因に気づき、手を打つことです。それは、アトピーが次のステップに行くことを阻止してバランスを図り、本来の健康な皮膚に戻る力となります。

すでにアトピーが慢性化している場合は、少し時間が必要です。それは、それだけの時間をかけてアトピーの症状が蓄積したからです。もし現在の肌の調子が、いつもとちょっと違うなと感じている程度ならば、予防的観点からアトピーに取り組むことになります。だいぶ肌にダメージを与えてしまったという方は、少しだけ向き合う時間が長くなりますが、体の記憶をリセットしていく時間を取ってみましょう。体の記憶とは、肌の記憶が再生するたびに、本来の肌が生まれ変わってくるという記憶です。今のご自身の状態はどの段階なのかで、治療にかかる時間も取り組み方も変わってきます。また、同じような症状に見えても、人はそれぞれ異なる生活習慣を持ち、異なる性格、体質を持っています。そのため、これが絶対の方法とか、究極の治療法なるものはないのです。

それでは、アトピーがだんだんと重くなっていく段階について、考えてみたいと思います。

最初の段階は、食べ過ぎがずっと続いていて、惰性で食べたり、目の前にあるものを気づいたら全部食べていたりなどの食生活をしている状態です。また、仕事のストレスが溜まっていても、つい頑張って疲れをそのままため込んでいるなどを続けていくと、良好な循環がスムーズにいかずに疲れが抜けなくなってきて、睡眠が浅くなったり、ちょっとした出来事をやり過ごせずにむかついて人に当たったりすることがあります。ふっと気づいたら、ため息をついていることもあります。同じ生活習慣が積み重なり、その生活習慣のアンバランスが溜まり始めている段階です。食事・運動・休息のバランスが取れずに、何か本調子ではないと感じる状態。これらが初期の状態です。ここで気づいて、プチ不調のうちに手を施すことができたら、健康な循環のサイクルにすぐに戻りやすいのです。

これらの状態を疲労の蓄積から考えてみましょう。鬱のような感情が溜まったとします。すると、血液中にコレステロールとかアドレナリンなどの何らか化学物質を放出して、やがて毒素の蓄積をもたらし、この血液中の毒素が次に外面的な疲労となって現われ、強度の思い煩いとか不安のようなものが起こってきます。また、そのような強い感情が、体が弱った気分にすることで、動くのを面倒にして、さらに精神を混乱させて、疲労困憊に陥れると考えられます。そのように段階を追って、だんだんと症状が気になるようになり始め、やがては発病していくと、アーユルヴェーダでは考えています。

そのため、今の自分の体や心の状態と仲良くなり、耳を傾ける習慣が大切になります。

●皮膚科のアトピーに関する考え方

ここで、日本皮膚科学会のアトピーに関する見解を見てみましょう。

「アトピー性皮膚炎」は、いまだに原因が完全には解明されていません。日本皮膚科学会の「アトピー性皮膚炎の診断基準」によると、「アトピー性皮膚炎は、増悪・寛解を繰り返す、瘙痒のある湿疹を主病変とする疾患であり、患者の多くは家族歴・既往歴などのアトピー素因を持つ」とあります。また、「IgE抗体を産出しやすい素因」ともあります。つまり、「遺伝またはなんらかの原因で、IgE抗体を作りやすいアレルギー体質になることによって発症する皮膚炎」であるとしています。後天的にIgE抗体を産出しやすくなる原因は、「水質汚染や大気汚染、食品添加物、環境ホルモンなどの化学物質の摂取やストレスなど」としています。

この見解から、アトピーの原因には遺伝と後天があるようです。そこで、アトピーを改善するには、根治を目指すことが大切です。

●引き算のアトピー療法

ここからは、アーユルヴェーダの治癒のシステムでは、アトピーにどのように対処するのかをお話ししていきます。前述したように（一一頁参照）、アグニ、アーマ、スロータス、オージャスの四つのキーワードが大切です。

まずは、アグニ（消化力）に見合った食事時間、食事量、食事内容のものをいただくと、体内のスロータス（管）にアーマ（老廃物・毒素・未消化物）がたまることなく、栄養素が全身をきれいに流れ、健康な変換（血や筋肉、骨などを作っていく）が行なわれ、その結果、オージャス（活力素・免疫力）が高まり、健康なサイクルが生まれます。ところが、アグニに見合わない食事をしたり、心のアグニに目いっぱいなストレスが加わったりすると、消化できない（アグニには体の消化力と心の消化力の二つがあります）ので、スロータス（管、特に腸壁など）にアーマ（毒素）がたまっていきます。

アーユルヴェーダの考える治癒は、とてもシンプルかつ有効な考え方だと思います。近年、腸の健康などが注目されていますが、まさにアーユルヴェーダは、毒素をためない引き算の療法です。引き算と聞くと、もしかしたら「あれもダメ」「これもいけない」「こんなことしちゃだめ」など、たくさんやってはいけないことがあるのではと思われるかもしれませんが、そうではないので安心してください。

まずは、自分の体に見合った食事量や食事内容だけでなく、自分の心に見合った出来事に出会うことが大切だと考えてみます。自分の能力以上の量の食事をとったり、今の自分の体調をより悪くするようなものを過剰に取り入れたりしたうえに、心にたくさんの消化できない問題を抱えたりしたら、きっとあなたの体や心は「待って、もうたくさん」と悲鳴をあげてしまうでしょう。ここで言う引き算とは、自分の体と心のために、必要以上のことを入れこまないという生活習慣を身につけようという提案です。最も引き算したいのは、思いの引き算です。「このままでは大変だ」「どうなってるの」「信じられないことが起きている」などの心配や不安を引き算したいのです。

［注］実はインドにはマザーテレサの言葉で有名になった〝思いが運命まで変えていく〟という教えがあります。以下にご紹介します。

「思いに気をつけよう　なぜならそれはいつか言葉になるから
言葉に気をつけよう　なぜならそれはいつか行動になるから
行動に気をつけよう　なぜならそれはいつか習慣になるから
習慣に気をつけよう　なぜならそれはいつか性格になるから
性格に気をつけよう　なぜならそれはいつか運命になるから」

上記の言葉のように、まずは思いの中にある過剰な心配や不安を拭い去って、必ず良くなるという希望の思いに置き換えてみましょう。すると、上記の言葉のような流れが生まれてきます。そのとき、自分を大切にして、自分が喜ぶものを選ぶようにすると、体や心に成果をもたらしてくれます。さらにもう一つ「思いこそ敵であり、思いこそ最大の味方です」というインドの言葉があります。さあ、毎日の自分の思いと生活習慣を、バランスよくハッピーなものにするようにしましょう。

●アトピーの発症に気づいたら

さて、ここからは、アーユルヴェーダでは、アトピーの発症に気づく方法を、どう教えているかについてお伝えしていきます。

アーユルヴェーダでは、病気が発生する前に、何らかの症状が出てくると考えています。

◎皮膚がかさつく、または滑らかになりすぎる。
◎過剰な発汗がある、または汗をかかない。
◎皮膚が変色してきている。
◎灼熱感・痒みがある、感覚が鈍い。

以上の症状に早めに気づいたときに、すぐに対応する方法が鎮静療法です。平常の状態より気になることが起こり始めたときに、アグニ（消化力）を高めて、発症をその段階で抑えるという予防医学的な要素が鎮静療法には込められています。鎮静療法は、体の症状を見ながら、食事を消化のよいものにしてみたり、ショウガのような消化促進剤の働きのあるものを、食事一〇分程度前に食べたりするものです。

［注］消化をよくするショウガの食べ方は、生のショウガを薄めにスライスして、塩を少し振りかけ、レモンを絞ってかけたものを二、三枚食べるというものです。また、スパイスも消化を促す効果があります。お勧めは、ショウガの粉、ブラックペパー、長コショウ（ピパリ。日本では石垣島などで生産され、「ふぃふぁち」などと呼ばれています）を同量混ぜたもの（トリカトゥ〈三辛〉と呼びます）を適量（小さじに半分から一杯程度）、二〇〇ccのお湯に入れて飲むと、体が温まり消化力が高まる消化促進剤となります。このトリカトゥは、食事にスパイスとして入れていただくことで、アグニ（消化力）を高めて毒素をためにくくする手伝いをしてくれます。

●アトピーを促すアーマ（毒素）をためない食べ合わせ

タンパク質がアミノ酸に分解されないで未消化（タンパク質）のまま腸壁から吸収されてアレルゲンになることで抗原抗体反応が起こるメカニズムは、まさにアーユルヴェーダで言う〝アーマ（毒素）の蓄積が症状を起こす〟という理論と同じです。次に、アーマを蓄積させる条件をあげました。

①食べ合わせの悪いもの
②消化に負担な時間や量
③強い直射日光を浴びる（紫外線は皮膚を老化させるだけでなく、強い日差しは体内の食べた物の代謝を下げると言われています）

上記した食べ合わせについて少しお伝えします。

日本にも昔から、「てんぷらと氷は一緒に食べるな」などという食べ合わせが伝えられてきました。アーユルヴェーダでは、ぜひ知っていただきたい〝お勧めできない食べ合わせ〟の考えがあります。それが牛乳との食べ合わせです。牛乳はとても食べ合わせが難しいと、アーユルヴェーダでは説いています。まずは肉、魚、酸味のフルーツ、バナナ、卵、酵母パンなどと一緒にとることを勧めません。アーユルヴェーダでは牛乳をとても珍重していますが、食べ合わせには注意しています。その理由は、牛乳と上記のものを一緒にとると、体内に食物が滞留する時間が長くなり、腐敗を導き、アーマ（毒素）を出すと考えられているからです。実は、近年の研究によると、これがＡＧＥｓ（エージス。終末糖化産物。活性酸素による細胞障害を加速し、機能を変化させると言われている）だと考えられています。

さらに、以下のような報告があります。牛乳を飲む量と、前立腺ガン、子宮系のガンの発症が比例しているとのことです。牛乳は、食事のときに一緒に飲んだり、また調理に使用したりすることを、少し控えてみてください。それは、体の管（スロータス）にアーマ（毒素）をためない一つの方法ととらえていただくとよいでしょう。ここでは「牛乳は健康に良い」と断定するだけではなく、食事中の牛乳のとり方を少し変えることをお勧めします。

●アーユルヴェーダの浄化療法と鎮静療法

先述した体から毒を出す方法を浄化法、または浄化療法とも言います。アーユルヴェーダでは、浄化療法に加えて鎮静療法の二つの方法を大切にしています。

鎮静療法とは、今の体や心の状態にまず聴いて、体が冷えていたら、その逆に温めることをし、また、食べ過ぎて体が重く感じたら、運動をしたり食事を減らしたりして、体を軽くするよう心がける、というものです。鎮静療法には、簡単な一〇対の法則がありま す。その中でも、特に下記の六対の法則を知っていると、自己調整がとてもしやすくなります。

冷え—温かい　軽い—重い
乾き—潤い　速い—遅い
不規則—規則的　粗い—滑らか

例えば、乾いていたら潤いを与え、熱があれば冷まし、ざらざらしていたら滑らかになることを心がけ、重ければ軽くし、不規則が続いていたら規則性を取り入れながら、全体的に調和がとれ、バランスがよい体調に向けて管理してみます。この方法は、頭で考えることよりも、体や心の声に耳を傾け、その声を大切にしていくアーユルヴェーダのバランス法です。

この鎮静療法の法則は、日ごろのケアの役に立つものですから、気楽に取り入れることができると思います。鎮静療法によって、外からの情報に振り回されずに、体の知恵に向き合うライフスタイルがとれるようになります。

一方、無理のない浄化法はどういうものかというと、毒素をためないライフスタイルのことと考えられます。日常の生活に取り入れて多くの効果が出る浄化法は、朝晩の白湯飲みです。朝の白湯飲みは、体にスイッチを入れて代謝を上げていきます。また、夜の白湯飲みは、寝ている間の体の解毒力、排せつ力を応援します。冷たいものを飲んだり、ハーブティーを飲んだりするよりも、朝と晩はぜひ白湯飲みをしてみてください。白湯飲みで、体重が減った方、体調がよくなった方は多く、その効果はよく雑誌などでも取り上げられるぐらいです。これはアーユルヴェーダの方法として世に広まっていますが、日本でも、昔のお母さんは、白湯をよく子どもに飲ませていました。白湯の温度や沸かし方に、あまりとらわれないほうがよいでしょう。白湯は水に火の力が入ったもので、消化力を高めると理解してくだされば十分です。

消化力に見合った量の食事、適度な運動と入浴、睡眠は、アーユルヴェーダでも大切にしています。運動や睡眠、入浴法については後述します（六〇頁参照）。

以上に述べたことを、まとめてみました。

鎮静療法：今感じられる体の状態と逆な要因を取り入れる。熱ければ冷ます、重ければ軽くするなど。

浄化療法：体と心から毒出しをする。

●風の力（ヴァータ）と火の力（ピッタ）をプラスに働かせる

鎮静療法と浄化療法ともに大切にすることは、身体と心のバランスを図ること、身体の毒素を出す排毒法を実践すること、さらに、アグニ（消化力）に応じた食事量と食事時間と食事内容を知ることです。つまり、頭で食べるより体に聴いて食べることを、習慣化することです。身体にアトピーの症状が出る場合は、ヴァータ（乾燥や運動させる風の働き）とピッタ（炎症や代謝に関係する火の働き）に関係するアーマ（未消化物）の蓄積が関わると考えられるので、そのアーマ（未消化物）を排除するのです。ヴァータ（風の力）とピッタ（火の力）とは、アーユルヴェーダの言葉で、ヴァータは風の要素で運動のエネルギー、ピッタは火の要素で変換・代謝のエネルギーを代表します。そのため、ヴァータは体を乾かし、ピッタは熱や鋭い力で、体にヒリヒリ感や炎症を起こします。その二つが絡む原因は、風のような不規則な生活、スピーディーにものをこなす生活、殺伐とした人間関係やストレスに満ちた生活にあります。また、火のようにシャープで情熱的な力を過剰にすると、火のピッタが増えてバランスを崩す生活になります。そのようなライフスタイルは、まさに現代日本が抱えている社会問題の一つかもしれません。競争社会、目標達成主義、比較主義。これらは火の要素であり、ピッタ（火）と関係します。適度なピッタ（火）は、人を元気に情熱的にして、仕事にも私生活にも目標を持ち目的志向が強い人を支えます。また、情報量が多く、変化が激しく、忙しい殺伐とした環境は風の要素であり、ヴァータ（風）に関係します。

以上のことから、アトピーは、アーユルヴェーダから見ても、現代病の一つになりうるものです。そのような風の力や火の力を、自分にとってプラスに働かせていく生き方が、現代には必要だと思っています。そうすることによって、アトピーは改善に向かっていくでしょう。

4 ホリスティックな観点から見たアトピー

●部分だけでなく全体を見る見方

体のアグニ（消化力）に合わない食事や心のアグニ（受容力）を超えるストレスは、消化できずにスロータス（体の管。特に腸壁など）にアーマ（毒素）としてたまって、アトピーが生じます。そこで、アグニに合った食事時間、食事量、食事内容に注意して食生活を送ると、体内のスロータス（管）にアーマ（老廃物・毒素・未消化物）がたまることなく、栄養素が全身にきれいに流れることで、健康な変換（血や筋肉、骨などを作っていく）が行なわれます。その結果として、オージャス（活力素・免疫力）が高まります。オージャスが高まると、体に力がみなぎり、精神的にも安定してイキイキして健康なサイクルが生まれて、アトピーを改善していくプログラムが体の中ででき上がっていきます。

このように食べ物一つとっても、今目の前にあるものが口に入り完結するだけでなく、そのプロセスの中でさまざまなことが起きています。ホリスティックとは、このように部分だけでなく全体を見る見方のことです。例えば、家族から「……しなさい」と言われたとします。すると、「また強制している。いつも威圧的だな。だから嫌なんだ」と思われるかもしれません。もちろん、これも一つのものの見方です。一方、上記の言葉をホリスティック（全体的）に見ると、「どんなに自分のことを大事に考えてくれているんだろう。時間を割いて自分のために一生懸命になっている」と考えることもできるのです。

ホリスティックについて、少しお話をしましょう。この言葉はもともとギリシャ語で、全体を表わします。さらにこの語が、英語のhealth、healing、wholeなどにも影響したと言われます。一九四七年に、ＷＨＯ（世界保健機関）は、ホリスティックな見地から健康を定義しました。

健康についてＷＨＯ憲章の前文は、次のように定義しています。

Health is a state of complete physical, mental and social well-being and not merely the absence of disease or infirmity.（日本ＷＨＯ協会訳）

健康とは、病気でないとか、弱っていないということではなく、肉体的にも、精神的にも、そして社会的にも、すべてが満たされた状態にあることを言います。

さらに、一九九八年に新しい提案がなされ、以下のような定義になりました。

Health is a dynamic state of complete physical, mental, spiritual and social well-being and not merely the absence of disease or infirmity.

静的に固定した状態ではないということを示すdynamicは、健康と疾病は別個のものではなく連続したものであるという意味付けから、また、spiritualは、人間の尊厳の確保や生活の質を考えるために必要で本質的なものだという観点から、字句を付加することが提案されたのだと言われています。

日本では、ホリスティック医学協会が、大変すばらしい定義をしています。

①ホリスティックな健康観に立脚する

人間を「体・心・気・霊性」などの有機的な統合体ととらえ、社会、自然、宇宙との調和にもとづく包括的、全体的な健康観に立脚する。

②自然治癒力を癒しの原点に置く

生命が本来自らのものとしてもっている「自然治癒力」を癒しの原点に置き、この自然治癒力を高め、増強することを治療の原点とする。

③患者が自ら癒し、治療者は援助する

病気を癒す中心は患者であり、治療者はあくまでも援助者である。治療よりも養生が、他者治療よりも自己治療が基本であり、ライフスタイルを改善して患者自身が「自ら癒す」姿勢が治療の基本となる。

④さまざまな治療法を総合的に組み合わせる

西洋医学の利点を生かしながら、日本をはじめ、中国、インドなど各国の伝統医学、心理療法、自然療法、食事療法、運動療法、民間療法などの種々の療法を総合的、体系的に組み合わせて、最も適切な治療を行なう。

⑤病への気づきから自己実現へ

病気を自分への「警告」ととらえ、人生のプロセスの中で、病気をたえず「気づき」の契機として、より高い自己成長、自己実現をめざしていく。

●体と思いは一体である

それでは、以上のような全体からの見方であるホリスティック（全体的）な観点から、アトピーを見てみましょう。

ホリスティックな観点から見ると、自己イメージも大変重要なキーワードとなります。間違った体のイメージがもたらす結果は、代謝と大いに関係するとも言われています。例えば、食べ物を見ただけで体重が増えると思っている人は、その通りになりやすいようです。自己イメージをきちんと持っていくことも、アトピーと向き合うときの味方になります。

ホリスティックに自分と向き合うことは、自分は体だけでなく、思い、環境などさまざまな要因で構成されているから、身体のために心を犠牲にすることも、思いのために体を犠牲にすることも、ホリスティックではないのです。世界保健機関（ＷＨＯ）によると、「健康とは、身体、精神、及び社会的によい状態であることを意味し、単に病気ではないことが虚弱でないということではない」と定義されています。この定義こそが人を全体的に見ているものです。

そのため、アトピーに向き合っていくとき、自分の皮膚や体だけではなく、自分の心、社会の中で生きている社会性などを含めた総合的な視点から、ホリスティックにバランスを図っていきましょう。これは、皮膚だけを特別視することではなく、今の気持ち、行動などを総合的・統合的に考えていくことの大切さを表わしています。また、日本ホリスティック医学協会の③の定義にあるライフスタイルの改善は、自らが決意して行なうことなので、一朝一夕には結果は出ないかもしれません。結果がすぐに出なくても、そこであきらめる前に、ぜひやってほしいことがあります。繰返しになりますが、それは体の声を聴くことです。結果としては見えないけれど、「おや、体が軽い」「気分がいい」など、少しの変化に耳を傾け、その変化をほめてみてください。だんだんと体と仲良くなって、自然治癒の力が引き出されてくるはずです。

そして、日本ホリスティック医学協会の②の定義にある自然治癒力を高めることが、自ら元の状態に戻る味方です。自然治癒力を怠けさせないようにしっかり働いてもらうには、自分がホリスティックな存在であることを大切にして、可能な限り自然の流れに乗ることであり、自然治癒力を信じて、その可能性を大切にしていきたいのです。
④に定義されているさまざまな治療法の組み合わせ方は、とても難しいかもしれません。それでも、自然の力を味方として、自然に生きる波に乗っていくために、さらに自分が喜べるものを基準にして実践してみてほしいと思います。心の満足は、治癒力を上げてくれる大いなるパワーです。

第2章 体の知恵を目覚めさせる五つの方法

アトピーと五感との関係を考えるとき、アトピーがもたらす痒みから、触覚との関係が一番強いと感じるかもしれません。ところが、五感は互換性をもってお互いが作用し合い、さらに、体と心が相互に大きな影響を与え合っていることに注意が必要です。

例をあげてみましょう。もしあなたがイライラしているとしましょう。すると、ちょっとした音にも過敏に反応して、「うるさいな」と感じるかもしれません。さらには、そのちょっとした音を撃退するために、「ここから立ち去れ」と怒鳴っているかもしれません。また、そのような状態のときは、匂いや色などにも過敏に反応しやすくなっているかもしれませんね。そこで、あなたを取り巻く環境に渦巻く音や匂い、色、感触、味などを、精査してみましょう。あなたをバランスさせる五感に気づき、その五感を味方にしていくために……。

1 イライラや痒みを緩和する音楽がある――聴覚の目覚め

●自分の体の音を聞く

アーユルヴェーダには、〝自分の体は楽器だ〟という考え方があります。体は、リズムやメロディやハーモニーを奏でているというのです。その考え方の一つが脈診です。脈診は、一分間にどれだけの心拍数があるかだけでなく、脈診をしている指にあたる脈の音に気づき、体のリズムを知るものです。さらには、呼吸、ものを噛む音、歩くときの音、行動するときに出る音（椅子を引くこと一つとっても、人によって静かに引く人もいれば、ガタッと音を出すような人もいま

図1　脈診のやり方

アーユルヴェーダのセルフ脈診—各指の位置（この図は男性の場合）

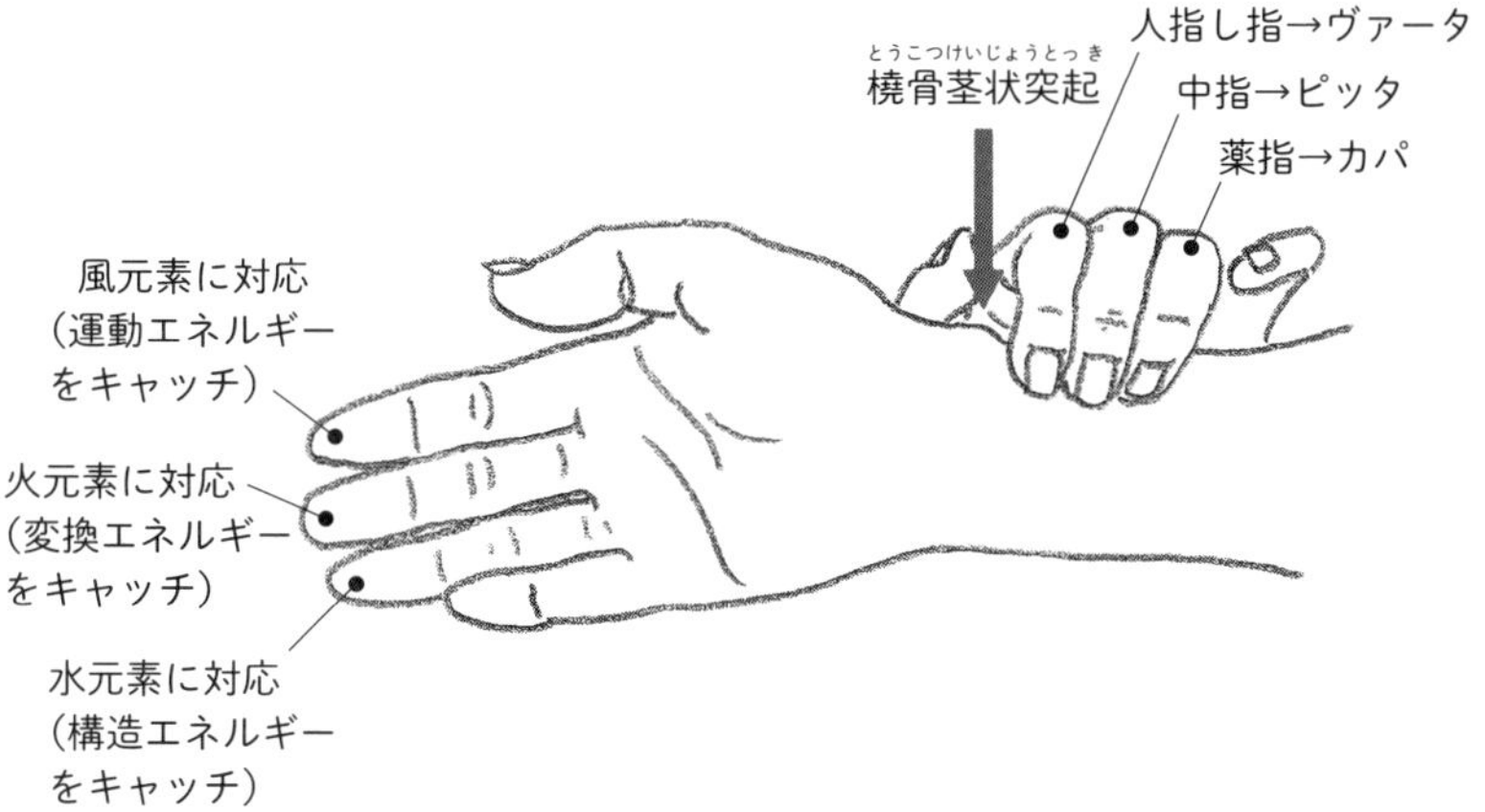

アーユルヴェーダの脈診

女性と男性は診る手が異なる

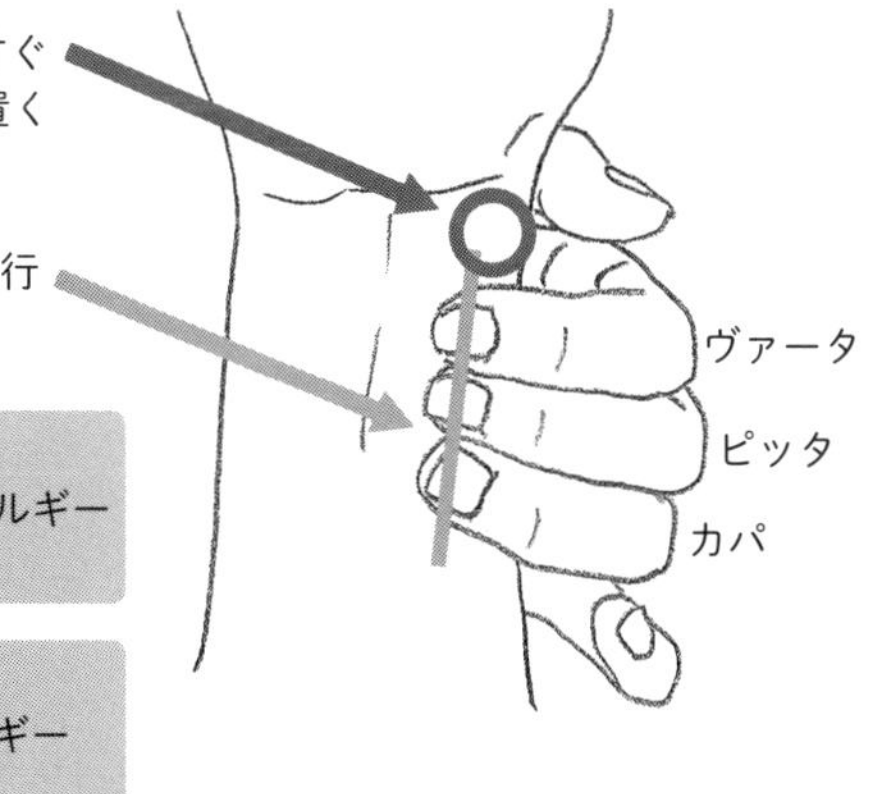

男性＝太陽
右側＝太陽のエネルギー
男性は右側で診る

女性＝月
左側＝月のエネルギー
女性は左側で診る

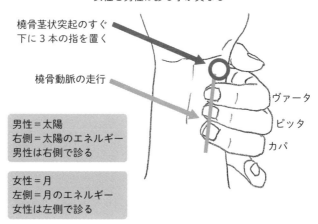

す)、人の声も体が奏でる音です。

では、自分の体の音を聴く練習をしてみましょう。

一つは、耳をふさいで、体の中の音を聴くものです。外の騒音やいろいろなことに疲れたとき、聴かザル状態になって、自分自身の中の静寂な音に耳を傾けると、体の中からゴーという音が聞こえます。それを、アーユルヴェーダでは、体の中で燃える火の音と言います。この方法は、音楽をかけたり、歌を歌ったりなどとは異なり、自分の体の中の音に耳を傾けるものですが、その結果、外に向かう意識を自分の中に向け、良い意味で自分と向き合うきっかけを作ってくれます。体のリズムを整えるきっかけにもなります。ちょっと試してみてください。楽しいと思います。

脈診は、今の自分自身の体のリズムを知る簡単な方法です。女性の場合は左手、男性は右手の脈をとります。図1のように、脈をみる手と反対の手の人差し指、中指、薬指の三本で脈を診ます。人差し指は運動エネルギーを、中指は消化など変換エネルギーを、薬指は構造エネルギーの状態を知るものです。動きすぎたり生活が不規則だったりする場合は、人差し指の脈が多く触れ、触れているとちょっと落ち着かない感じになってくるかもしれません。また、中指の脈が元気だと消化力が高いのですが、脈が強すぎると火が過剰になっていて、体や心を焦がすような状態です。薬指の脈は穏やかで落ち着きなどを示しますが、重すぎてわかりづらい場合は、食べすぎだったり、運動不足だったりすることが多いです。「しっかり脈診をしよう」と気合を入れるのではなく、セルフ脈診は、自分の体の音に耳を傾けようという気持ちで行なってみるとよいでしょう。

●体に「流れ」を生み出す音楽

音楽療法として音をとらえる聴覚の力があります。体に痒みがあるときは、少しアップテンポな音楽が流れていると、痒みが紛れることもあります。ただし、夜は別です。夜のアップテンポな音楽は、少し神経を逆なでし、交感神経系を優位にする可能性があります。心地よい睡眠を妨げることになる恐れがあるのです。イライラや痒みを自然に緩和して、体に心にリラックスと余裕を与えるような音楽がよいでしょう。水の流れがベースになっている音楽がお勧めです。

また、毎日、話している言葉にも、音楽ならぬ音の持つ力が潜んでいます。イライラしているときに話す言葉は、心を騒がせて尖らせてしまい、体にもチクチクとした針で刺すような感じを作っていきます。「さ・し・す・せ・そ」の音の言葉を使いましょう。「さ」は「サラサラとした流れ」「さーと洗い流す」のさ、「し」は「静けさ」のし、「す」は「素のまま」のす、「せ」は「せせらぎ」のせ、「そ」は「蘇せい」のそ、です。インドには、マントラ（言霊）というものがあります。心ちよい音をもつ言葉を繰り返し唱えるものです。「そよ風」さ行の音を使って、心の中で繰り返してみてください。イライラが静まり、滞っていた感情が通り、体の緊張が解けていく感覚を感じられることでしょう。

2 落ち着く香りは力強い味方
――嗅覚の目覚め

●鼻呼吸と鼻うがいでアトピーを改善

鼻の奥は免疫システムと関わるという最近の研究があります。上咽頭、いわゆるのどちんこの裏に炎症が起こる慢性上咽頭炎は、アトピーとも関わっているという研究です。私たちの体の免疫システムの要は、血液中の白血球です。その白血球を構成するリンパ球が外界とじかに接する場所の一つが腸管で、もう一つが上咽頭だと言われています。上咽頭は外界と接する空気の通り道で、外からの異物の侵入を防御しています。上咽頭に慢性的に炎症があると、リンパ球が常に戦闘態勢になって少しの刺激にも過敏に反応し、アレルギーを発症しやすくなります。慢性的な上咽頭炎やその状態を予防するのに、アーユルヴェーダが勧める方法があります。まず一つが、口で呼吸をすることをやめて鼻で呼吸をすることです。もう一つが、鼻うがいです。

まず、鼻で行なう呼吸から説明しましょう。やり方は、実はとても簡単です。口で呼吸する癖がある場合は、その改善に努めてみましょう。何かに集中しているとき、口をぱっくり開けている人がいますが、そのような人は口で呼吸をしています。鼻呼吸のやり方は、口を閉じて鼻から息を吐いて鼻から息を吸うといういたってシンプルな方法です。どうしても口を開けて呼吸をしやすい方は、家にいるときに、口に軽くテープを貼っておくことも一つの方法です。

また、鼻うがいのやり方は、図2にあるように、吸い飲みや急須のような形状のものを用意します。そこにぬるま湯（体温程度）と塩で塩水を作り（なめて塩辛い程度。生理食塩水を使用してもよい）、それを容器に入れて、片鼻から反対の鼻に流します。これを左右行なった後、軽く鼻をかみ（力を入れて鼻をかむと、中耳炎を起こす可能性があります）、水分が残らないようにして終了です。ただし、少しの間、鼻から水が垂れてくることもありますので、夜寝る前は避けるのがよいでしょう。

その他の方法としてお勧めしたいのが、ゴマ油の点鼻です。ゴマ油は、太白ゴマ油を一一〇度程度に加熱して、それが冷めたら遮光瓶に入れて保存します。三か月ほど保存が可能です。この一一〇度に加熱したオイルは、ターメリックゴマ油（四一頁参照）を使うと

図2　鼻うがいのやり方

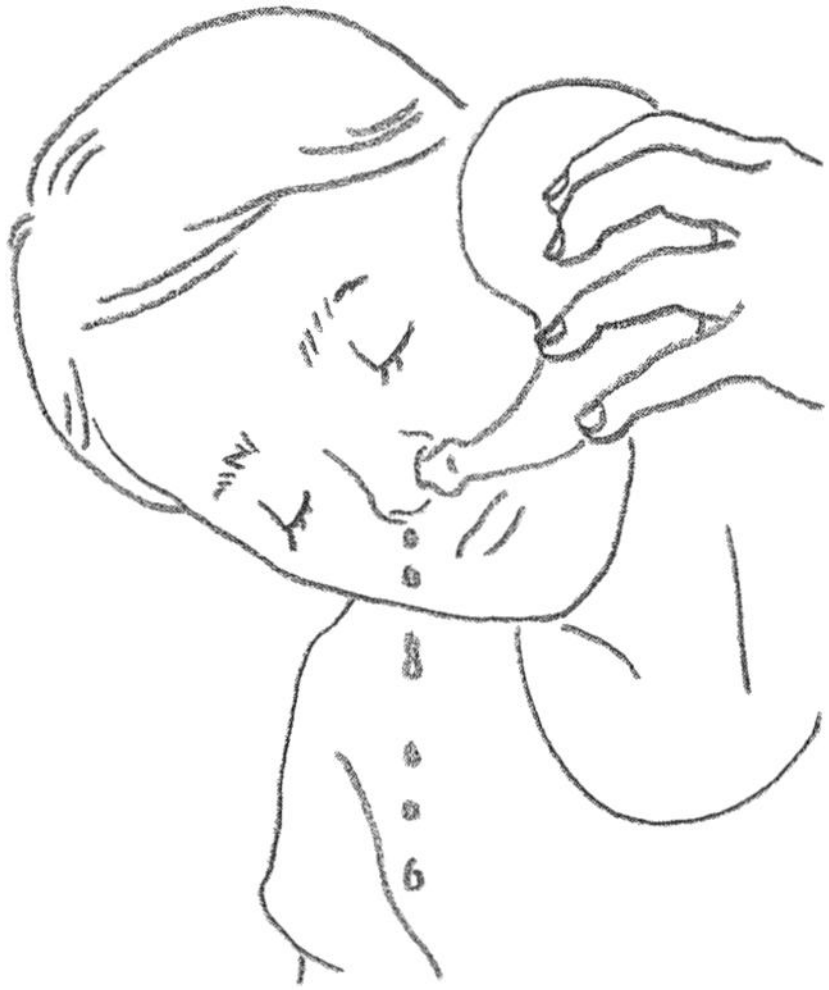

①ぬるま湯と水で塩水（なめて塩辛い程度）を作る
②塩水を吸い飲みや急須のような容器に入れる
③塩水を入れた容器の差し口を片鼻の穴に入れて、塩水を反対の鼻に流す
④反対の鼻の穴からも同様に、塩水を流す
⑤水分が残らないようにして鼻をかんで、終了

注）片鼻に塩湯を流している間は鼻で呼吸をしない。口を軽くあけて口呼吸をする。

きや口のうがいをするときなどにも使用できますので、一度にビン一本程度を作り置きしておくと便利です。

ゴマ油の点鼻には、この一度加熱処理をしたゴマ油をスポイトに入れておきます。点鼻の前に、首や鼻などをホットタオルで温めてから、それぞれの鼻の穴に三、四滴を点鼻します。その際、仰向けに寝るか、椅子に座って首を後ろに垂らして、入れてみます。その後、鼻の周りを軽くこすり、オイルを浸透させます。これらの生活習慣は、アトピーの改善に、大いに役立ってくれます。

●好きな香りで体と心を心地よくする

さらに、鼻をさわやかな気分にする工夫をお伝えします。イライラ感や焦りを心から緩和してくれるさわやかな香りの代表はミントです。ミントには、清涼感、デトックス（除毒）効果があり、心をすっきりとしてくれる力があります。ティッシュに一、二滴垂らし、手軽に香りを楽しむことで、痒みによるイライラからすっきりした感覚のほうに意識を向かわせてくれます。ちょっとした香りの対処療法ですが、痒くてつい掻いてしまいそうなときなど、ミントをバッグやポケットに潜めておいて、香りをスーッと嗅いでみてください。すっきり感が広がって、あなたにやさしく寄り添って助けてくれることでしょう。

また、香りをさらに役立たせる方法があります。それは好きな香りを使って行なう意識付け呼吸法です。あなたが好きな香りは何かありますか？　なかったら、直感で選んでみてもよいでしょう。また、Oリングテストを使うことも助けになります。

Oリングテストのやり方を少し説明します。ここでご紹介する方法は、一人で行なうOリングテストです（図3）。左の人指し指と親指を、Oの形になるようにリングを作ります。右手の親指と人指し指をその輪の中に入れて、「イエス」と言いながら開こうとします。そのとき、Oリングがきちっと外れなければ、この答えは信用ができます。また、「ノー」と言いながら右の親指と人指し指で、その輪を開こうとしてみます。

図３　１人で行なうＯリングテストのやり方

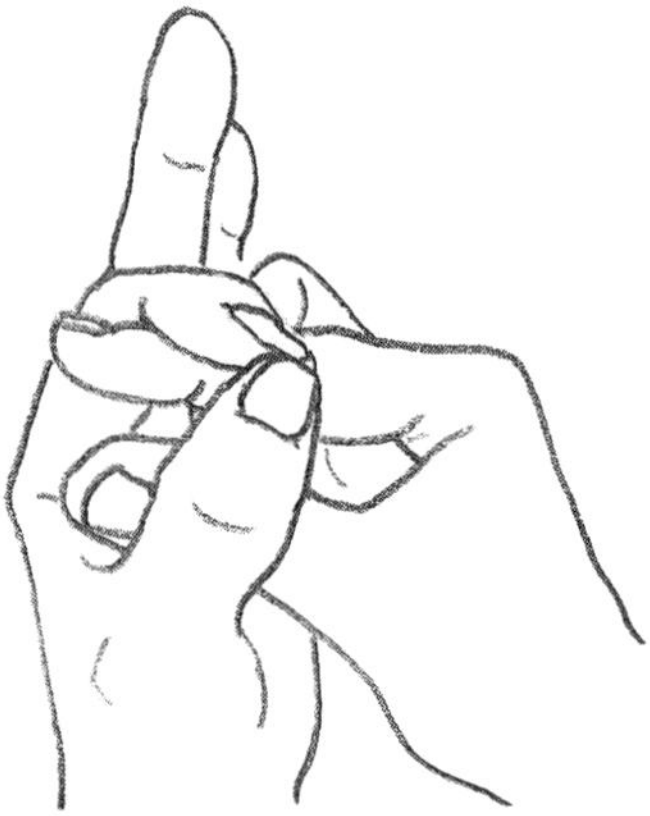

自分だけで行なうＯリングテストは、自分の反対の手の親指と人指し指を、もう一方の手の親指と人指し指でＯの形を作った輪の中に入れて、そのＯの輪を開く動作を行なう。２人で行なう場合は、１人が作った輪をもう１人が左右に広げるように行なう

「ノー」のときに、輪が軽く開いたら、このOリングテストを体と心の声を聴く方法として、使ってよい、と思ってみてください。

そして、気になるアロマのことを聞きます。例えば、「ラベンダー」と言ってOリングテストをします。もし開いたら、そのアロマは今のあなたにはいらないものです。そして、しっかり閉じていれば、その香りを実際に嗅いでみて、自分自身が好きだと思えば、使用してみるのもよいと思います。

こうして選んだアロマを、グレープシード油で希釈してみます。濃度は一〇〇㎖のグレープシード油（アロマを薄めるオイルでベースオイルの一つです）に対して二〇滴のアロマオイルを入れると、ちょうど濃度が一％になり、体への負担が低いものになります。実際に使う場合は、手のひらに少しつけるだけですから、一〇〇㎖のベースオイルは多すぎます。せいぜい一〇㎖のベースオイルに二滴の好きな香りを入れて、希釈したアロマオイルを作ります。それを遮光瓶（茶色やブルーなどの日光が入らないようにする瓶）に入れ、日が当たらないようなところに保存して置き、二週間以内で使い切っていきます。

このアロマオイルをどのように使うかというと、右手の手のひらの中央にくるくるとつけていきます。その手の薬指と小指を曲げて親指、人差し指、中指を伸ばしておきます。親指で右の鼻を軽く押さえ、中指と人差し指は眉間にあてがっておきます。そして、自分にとってとても有益な思いを言葉にします。例えば、「体と心がとても落ち着いている」とか、「私は自分に自信が持てます」など、アトピーと闘うイメージではなく、アトピーを根底から安定させて、バランスが良い状態になっている自分のイメージを言葉にします。

この言葉を心の中で唱えながら、左の鼻から息を吸います。そして少しの間、薬指で左の鼻もおさえて息を軽く止めておきます。その間、自分のイメージの言葉が、必要なところにいきわたっていくことをイメージします。無理のない程度止めて、親指を外して息を吐きます。息を吐くときは、体や心が洗い流されていくようにイメージして、気持ちのよい程度にゆっくり吐いていきます。この方法は、先述した交互の鼻呼吸です（九一頁参照）。この場合は、手のひらに好きな心地よい香りを塗って行なうというものです。実はこれにはちょっとした秘密があります。それは、この呼吸でイメージと香りをつなぐことができるので、ここで使用した香りを、日常の気分転換などに使用できるのです。体と心を心地よくするために、お勧めできる方法の一つです。

3 ブルーはイライラから解放してくれる——視覚の目覚め

●ストレスを軽減する色がある

私たちをとりまく環境には、いろいろ刺激的な色があふれています。そのような色と人間との関係を見るための面白い実験があります。それは、目隠しして、まずは赤い部屋に入るというものです。目隠ししているので、目で見ているわけではないのですが、ほとんどの方は、赤い壁の部屋には長くはいられないそうです。また、ブルーの部屋だと落ち着いて長くいられるとのことです。これは私たちの皮膚は、色を察知していることを示しているのではないでしょうか。

アトピーの発症は、自律神経の副交感神経系が司る休息・のんびり・飽食・豊かさ・リラックスなどの感覚や、ウイルス感染などの要因で、優位になります。こうして副交感神経系が優位になると、白血球のうちリンパ球が増えていくとも言われています。リンパ球は、ウイルスなどの外敵から身を守る重要な役割を持っていますが、過剰に活性化すると、本来は無害の異物に対しても防御が強くなり、毒が侵入してきたと過剰反応を起こします。そこで炎症を起こして、外敵と思った毒を体の外に排除しようとするアレルギー反応を起こします。アトピーは、この毒を出そうとするアレルギー性の炎症が、皮膚に生じた状態とも理解されています。

贅沢な食物と食べすぎと運動不足は、副交感神経系を優位にして、体質そのものをアレルギー反応に緩くさせてしまうとも考えることができます。さらに、大人のアトピーの場合は、ストレスが関わることが多いとも言われます。その意味では、まずはストレスを軽減することと、交感神経と副交感神経のバランスをうまく取り戻すことが大切になります。色はその意味でも、アレルギーから身を守るための味方にすることができます。

例えば、朝の食事に、赤やオレンジ、黄色などの体と心を活性する色使いの食材や食器を使い、昼は、体と心を落ち着かせる緑の野菜や緑色系の食器を使います。夜は、神経を緩和する少しブルー系のサバやナスなどの食材を使います。そのブルー系の色に加えて、安定する茶色系の酵素玄米などもよいでしょう。色を見て色を食べるという発想も使って、楽しくアトピーと付き合いながら自然治癒する道を探りましょう。

●ブルー系の色でアトピーを改善

ここで色の法則を、もう少しアトピーの改善に使ってみませんか。ブルー系の色は皮膚への抵抗が少なく、セロトニンの分泌が高まるともいわれています。心身のリラックスは、とても大切です。ブルー系の色を味方にしてみるのもよいかもしれません。

また、自然のさまざまな色を楽しんでみるのもお勧めです。

春は新芽の若草色や桜の淡いピンク色
夏は海や空の青さ
秋は月の青白い色や紅葉の深い色合い

冬は枯れた木々や雪空
自然界はこんなにも豊かで素敵な色彩であふれています。その色合いを自分の中に同調させて、四季折々の体調バランスに使ってみましょう。もし現在、あなたのアトピーが進行して、肌が荒れて真っ赤になっているとすれば、あなたは自然を愛でるゆとりがなくなっているかもしれません。しかし、そんなときほど、自然の美しさは、あなたに本来の美しさを思い出させ、治る力を喚起させてもくれるでしょう。
もっと自然に目を向けてみませんか？　美しい自然を感じるとき、あなたの体は自然の一部であることを、きっと思い出してくれるでしょう。自然に注目して、自然の美しさを、目から体に吸収していくようにしてみましょう。自然の豊かさを思い出す良いきっかけにもなることでしょう。

4　ターメリックオイルの効果
——触覚の目覚め

●自分の声を聞きながら皮膚と付き合う

アトピーを持っている方は、頭熱足寒の傾向があります。健康なときは、この逆の頭寒足熱なのですが、すっかり逆になってしまうことが多いようです。このような方は、アーユルヴェーダで勧める乾布摩擦で、皮膚に抵抗力をつけてみましょう。さらに、足湯などもお勧めです。

足湯は、少し深めで大き目の洗面器にお湯を張って、ゆっくり二〇分間程度行なってみます。その際、お湯の温度は四〇度程度がよいでしょう。冷えないように、そばにポットを置き、必要に応じてさし湯をして、足もとを芯から温めてみましょう。さらに、時間が許されるときは、大きめ深めの洗面器を二つ用意して、一つには四〇度程度のお湯、もう一方には水を張って、交互に足を入れてみます。慣れたら、最後は水で終わりましょう。うっすら汗を流して、皮膚にたまった毒を出していきましょう。そのためには、日ごろから運動に心がけて、代謝の良い体つくりをしておくと、汗がすぐに出やすくなります。

触覚からのアプローチで一番大切なことは、毎日の入浴です。毎晩ゆっくり入浴をして、体を芯から温め、毒の排出を促しましょう。といっても、ボディソープやせっけんを使わないで、ただお風呂につかるというものです。皮脂膜や保護膜が皮膚の乾燥と感染を防ぐバリヤになっています。お風呂に入りすぎると、細菌から皮膚を守る抗菌ペプチドなど、皮膚を守るバリヤまでもが落ちてしまう可能性があるのです。

ここで大切なことがわかってきました。それはお風呂の入り方一つとっても、アトピーに対してさまざまな意見があるということです。そのような意見の相違に出会うと、きっと迷ってしまうことと思います。そこで大切なことは、自分が「心地よい」という尺度です。私たちはすでに自分の中に物差しを持っているのですが、情報が過多な現代、驚くほど正反対の説を唱える専門家がいらっしゃるので、つい迷ってしまいます。実は専門家の方々の答えは、すべて正解です。でも、大切なことは、そこにあなたが置き去りになっているということなのです。ある方にとっては効果があった方法が、必ず皆に効く万能な方法ではないのです。だから、ここでお伝えするお風呂の入り方にしても、体が冷えていると感じて、入っていて心地よく、入った後も軽快な感じのときは、芯から温まるまで入りましょう。毎日、入りたくなければ、その声に従いましょう。また、体は温める程度でよいと認識して数分から一〇分程度浸かるとよい場合もあります。こんな言い方をすると、始めは皆さん「ずいぶん不親切だ」と感じるかもしれませんが、私がお勧めするアーユルヴェーダは、あなたが主治医なのです。だからこそ、結果は自分を信じてください。逆に、病気にありがとうと言えるまで、病気を自分を成長させるチャンスととらえる方も多くいらっしゃるのです。素晴らしいあなたに成長させるきっかけに病気がなったという日をイメージして、毎日、自分の真の声に耳を傾け続けてください。あなたの体は、あなた自身を決して裏切ることなどしません。

●健康な皮膚に戻すターメリック

ターメリック（ウコン）は天然の抗生物質のような役割を果たすともいわれ、殺菌、抗菌、抗炎症などの働きを持つ良質な保湿剤です。筆者の周りでもターメリックのオイルで皮膚の健康な状態を取り戻した方々が多くいます。とはいってもこれさえ塗ればアトピーは治るというような万能なものではないことは、くれぐれも注意をしながら使用してください。

前述のカサカサ感や逆にじめじめしているような場合にはターメリックをオイルに浸出したものが勧められます。また、患部が赤くなっていたり、炎症したりしているときには、ターメリックをギー（無塩バターから水分とタンパク質を除去したもの）に混ぜたターメリックギー（四五頁参照）を患部に塗布することが良いかと思います。ただしこれらは必ずパッチテストを行なった後に使うようにしてください。

また日ごろの飲み物としてのターメリックティーは、かゆみがあるときに即効的にかゆみを止めるような役割ではないですが、柔らかく作用していくといわれます。また、ステロイドを使用している場合は、ターメリックギーを飲むことから始めてみるとよいでしょう。ギーには解毒作用と、苦味が血液浄化に作用し、副腎皮質ホルモンを作る機能があるとされます。

ターメリックゴマ油の作り方

加熱処理をしたゴマ油（三四頁参照）二〇〇ccに大さじ一の粉末ターメリックを入れて、弱火でゆっくり温めます。五〇～六〇度くらいで火を止めて、自然に冷まします。鍋に蓋をして、そのまま三日間程度放置し、蓋つきの瓶に入れ替えて、冷暗所に置いて保存します。ゴマ油二〇〇ccなので賞味期限が……などの心配はいりません。

ゴマターメリックオイルを、特にカサカサしているところも含めて、全身のオイルケア用に使います。オイルケア（オイルマッサージ）には、図4に示したような効果があります。ただし、分泌物が出ていて、ぐ

図4　皮膚の血管構造（乳頭下静脈叢、真皮静脈叢）

マッサージは、リンパ流だけでなく表皮下や筋肉内の静脈の還流を促す⇒静脈還流↑⇒心拍出量↑⇒体が温かくなる

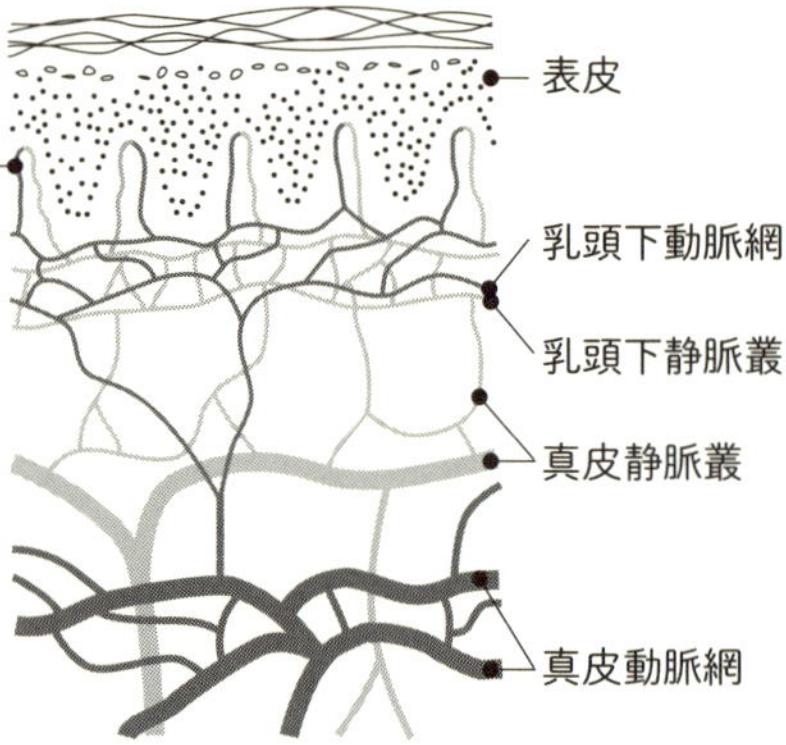

じゅぐじゅしている場合は、ターメリック小さじ一を洗面器一杯のお湯に溶かして、患部を洗ってから使うとよいです。

ターメリックスパイスティー

カップ一杯の白湯に茶さじ半分程度のターメリックを入れて、スパイスティーとしていただきます。

元気な触覚のために役立つとされる強酸性水

ペーハー一〜三の強酸性水は、殺菌力が高いとされています。強酸性の水をお風呂に入ることや、アトピーの患部にスプレーすることも、皮膚を健康にする方法です。自分に合うかどうか、試してみてはいかがでしょうか。

5　昼の太陽の力は昼食を燃やしてくれる——味覚の目覚め

●食事のときの注意点

どんなに体に良いものをいただいても、その受け皿である体が受け付けるかどうかが、大変重要です。昔から、また世界のどのような立場からも、メインの食事はお昼と言われています。それを裏付けているのがアーユルヴェーダです。お昼をバランスよく（アーユルヴェーダでは甘み・塩味・酸味・辛味・渋み・苦みの六味をバランスよくとることを勧めます）食べることが大切です。

以下に、アーユルヴェーダの食事の注意点をあげてみました。

①食事に注意を向けます。さまざまな栄養素を含んだ適度な量の食事を、毎日決まった時間にとることが体には大切です。

②食べる前にしばらく気持ちを静め、動作を止めてみます。体の知性がうまく働くと、味覚器官は素晴らしい導き手になって、何を食べたらいいかを教えてくれるはずです。本来の味覚を取り戻すまで、以下のことをお勧めします。

◎お料理に加える塩分の量を減らしてみる。

◎食前酒などで味覚を刺激することをやめてみる。

◎食事中に白湯を少しずつ飲みながら食事してみる。

◎食べ物本来の味を味わうことができるように、食事には甘味・酸味・塩味・辛味・渋味・苦味・うま味のバランスをとった味をとるように心がけてみる。

◎どうしてもやめられない食べ物とは立ち向かわない。なぜなら、それはとても根深い問題が潜んでいるので、やめるよりもまずは半分にするとかして、決して我慢しない。

③食事は空腹なときにいただき、その他のときは食べません。

④気持ちが落ち着いていないときは食事をとりません。

⑤時間をかけて食事しゆっくり噛みます。

⑥一緒に食事をする人と感謝を分かち合い、料理してくれた人へ感謝の気持ちを持ちます。

⑦不愉快な人と一緒に食事をしません。食事は気心の知れた人と心地よくいただくことが大切です。

⑧お昼の食事をメインにします。さらに、自分のこれからに投資するつもりで、腹八分目を守ってみましょう。

⑨新鮮なものをいただきます。缶詰、冷凍食品、残り物、加工食品を減らすかやめて、新鮮なものをいただくようにします。

●浄化を促すさまざまな方法

ターメリックギーを作ってみましょう。

ステロイド剤などを使用してきた方は、ターメリックギーを使うと、自然治癒力を引き出す手助けをしてくれます。ギーは解毒効果が高く、ヴァータ（風の力）とピッタ（火の力）を鎮め、血液を浄化する作用が認められています。また、副腎皮質ホルモンを作る機能があるとも言われています。まずは、ギーの作り方を説明します。

ギーを作る

ギーとは、無塩バターを完全に水分がなくなるまで加熱し、水分とタンパク質を除去した純粋な脂質です。

［用意するもの］

無塩バター二〇〇g程度のものを二本

鍋、コンロ、ガラス瓶、ザル、ペーパータオル、温度計（二〇〇度まで測れるもの）

［作り方］

①鍋に無塩バターを入れて弱火で溶かします。そのとき、ミルクのようなにおいがします。

②すっかり溶けたら、中火にします。始めは大きな泡が出て、ブクブクという音がします。

③さらに加熱していくと、徐々に大きな泡の中に小さな泡が混じってきます。温度が約一二〇度程度になると、香りにポップコーンのような香ばしさが出てきて、音が急に静かになり始めたら、ギーのでき上がりです。

④ギーができ上がったら火を止めて、すぐにザルにペーパータオルをひき、ギーを濾します。濾し取ったギーは、ガラス瓶に入れます。

⑤鍋の底に残ったものがタンパク質で、蒸発していったものが水分です。したがって、ギーは一〇〇％良質な脂質で、燃やしてもススが出ない高品質の脂質です。

⑥ギーを入れたガラス瓶の粗熱が冷めたら、冷蔵庫で保存します。使うたびに湯煎して使用すれば、三か月は保存可能です。

ターメリックギー

ギーを作ったら、それをもとにして、ターメリックギーを作ります。

［作り方］

①鍋にターメリックのパウダーを大さじ三、水四カップ入れて中火で煮ます。

②全体量がおよそカップ一程度になるまで煮ます。

③それをキッチンペーパーで濾した濃縮ターメリック液ができ上がります。

④③の濃縮ターメリック液に、一カップのギーを加えてさらに煮詰め、完全に水分がなくなるまで煮詰めたものがターメリックギーです。

ターメリックギーは、早めに使い切ってください。できればその日の消化力に応じて、一回について、小さじ一から大さじ一の間を飲みます。一日に一回から三回程度がお勧めです。体質改善に効果的と言われています。

また、アグニ（消化力）を高める食事の仕方もとても重要です。アグニを高めるデトックス（除毒）効果の高い方法を、少しご紹介します。

白湯

筆頭にあげるのは白湯です。

朝と寝る前の白湯は体の管のお掃除になり、また、代謝を上げて毒素を排出しやすくする手助けになります。面白いことに、始めは何となく味気ないと感じる味が、体の調子が整ってくると、甘くおいしく感じられてくるはずです。

白湯の沸かし方は、水道水を使う場合は、鍋かやかんに入れて一〇分程度沸騰させてから飲んでください。水道水に含まれる残留塩素やトリハロメタンを気化させることができます。また、沸騰させてカルキを抜けば、ポットで保存した白湯で十分です。できれば朝は七〇～八〇度程度の温度の白湯を飲み、夜寝る前は六〇～七〇度程度の白湯をゆっくりすするように飲んでみましょう。体の毒を取り除き、代謝のよい体の味方となってくれます。でも、暑い日などは、四〇～五〇度程度の白湯を飲むといいでしょう。最も大事なことは、ご自分がおいしく感じられる温度がわかるようになることですが、まずは上記のようなお勧め温度から始めて、徐々に自分好みの白湯飲みができるようになることを期待しています。

トリカトウ

トリカトウと呼ばれるスパイスによる解毒もお勧めです。トリカトウは、フィファチ（ピパリ。長コショウのこと。日本では石垣島などで栽培されて販売もされています）、黒コショウ、ショウガを同分量混ぜたものです。このトリカトウを、好きな分量をカップに入れて、お湯を注いで飲んでみると、じわーと汗が出て、体の芯から温まり、解毒効果がとても高いものです。また調理などにも使用してみます。

●消化力を上げて毒素をためない方法

酵素や酵母の力を味方にして、元気な腸を作り、毒素をためない食事が一番です。それには、食べ方もとても重要です。ちょっとした方法を工夫することで、消化力を上げて毒素をためない体づくりの力にすることができます。

①よく噛む（といっても、苦虫をつぶすような表情で、三〇～五〇回を数えるのではなく、おいしいと思える食事を大切にして、体だけではなく心までもが喜ぶような気持ちでいただきましょう）

②楽しい気持ちで食べる（文句や批判、体に悪いのではないかなどの心配、イヤな思いなどは置いておく）。「いただきます」という気持ち

③消化力に見合った食事量にする（朝と昼と夜では、消化力に変化があると言われています。自分の現在の消化の状態がわかるといいです。例えば、「昨日は少し食べすぎたから、今日は体が重い。だから少し胃を休めるような消化に良いものを選んでいこう」など）

以上は、「何を食べるべきか」と考えるのではなく、体の知性を開発していく方法です。つまり、これさえ食べていればよいというメニューはないとも言えます。ただし、アグニ（消化力）を上げる手助けができ

るメニューのヒントはあります。

春は苦みを取り入れましょう。春の山菜類を焼いたり蒸したりしていただくことで、春の毒素を解毒します。また春は、乳製品のとりすぎに注意しましょう。重くねばねばしたものは、体の重さを余計に増やしてしまいます。朝から軽い運動をして、軽めの温かいスープをとりましょう。また夜も、春の食べ過ぎは、毒素をどの時期よりもためやすいので、早めの時間に軽めのものをよく噛んでいただくことが大切です。

夏はウリ類が体の熱をさましてくれます。ニガウリなどを、あっさりした味付けでいただくとよいでしょう。また、あまり辛い物や酸っぱい物より、穏やかな味付けで体の熱をとっていきます。

秋は収穫の秋とも呼ばれ、とても豊かな食材が勢ぞろいします。でも、まだ夏の体の熱からのダメージがあるので、食べ過ぎは禁物です。節度を守って、おいしいものをおいしく、よく噛んで味わってみます。

また冬は、体の乾燥と冷えを、根菜類などがいたわってくれます。鍋物などにしていただくことが、ぴったりです。

●アトピーと油質の食品について

アトピーの症状を緩和させやすい油質の食品との付き合い方をご紹介します。

◎飽和脂肪酸系の肉や乳製品は、できるだけ減らすようにしてみます。

飽和脂肪酸系の油を含む食品には、ラード、牛脂、ココナッツオイル、パーム油、乳製品（バター、生クリームなど）がありますが、生活習慣病のリスクも大きくなるといわれるので控えめにしてみます。

◎オメガ6系の不飽和脂肪酸のリノール酸の油をできるだけ減らすように心がけます。

オメガ6系の油の代表は、大豆油、コーン油、綿実油、べに花油、グレープシード油などです。

◎オメガ3系のアルファリノレン酸の油を取り入れるとよいでしょう。

オメガ3系の油には、エゴマ油、亜麻仁（アマニ）油、魚油（サバ、イワシなど）などがあり、不足すると皮膚病のリスクも高くなるといわれています。

リノール酸は、アラキドン酸からプロスタグランジンE2が作られることで、結果として、アトピーの原因につながるとされています。それに対して、アルファリノレン酸は、DHAやプロスタグランジンE3が作り出され、アレルギーの改善効果を持っています。

◎オメガ9系の油は、オレイン酸を含み、さらにガンマオリザノールを含みます。とくに米油は、ガンマオリザノールの含有量が高く、皮脂腺賦活作用を持ち、抗酸化性が高く、米油を一%含有する軟膏を塗ったところ、乾皮症やアトピー皮膚炎の症状の改善が見られたという研究結果があります。ゆっくりではありますが、米油を皮膚に塗布したところ、皮脂腺に直接働きかけて皮脂膜を形成し、皮膚の乾燥や肌荒れを予防するともいわれています。できれば食用の油を米油にしてみることから始めてもよいと思われます。またアトピーの症状がないところに、外用として米油を塗ってテストして、結果が良ければ、米油を体に塗布することも可能です。

●お勧めの献立例

食事の献立を考えるときに大切なことは、季節感のある食材を選ぶことです。体は自然の一部ですから、季節に沿った食材が体のバランスを保つからです。また、できれば糖質、脂質、添加物を減らした献立がお勧めです。

朝の献立例

お腹の消化力に聴いて、アグニ（消化力）に応じて食事をしましょう。

◎ニンジンジュース

［材料］

ニンジン　小二〜三本、リンゴ　一個、青菜（小松菜など、他の青菜すべてよい）二枚くらい、ハチミツ適量、ショウガ　一片、ターメリック　小さじ四分の一

［作り方］

①ニンジン、リンゴはよく洗って、皮ごと使います。

②①の材料を適当に切ってジューサーに入れ、そこへ青菜を加え、ハチミツを好みの分量入れます。さらに、好みでショウガを一片いれると、消化力を上げてくれます。ターメリックは、アーユルヴェーダでは、消化器系および免疫機能に効果的とされています。味のお好みに合っていたら、ターメリックを加えてみてください。

③ジューサーで撹拌してでき上がりです。

昼の献立例

「昼をメインの食事にする」と言っても、食欲がない場合は、無理して食べるよりも、軽い食事にするか、あるいは、食事を抜くことも考えてよいでしょう。

◎ヒジキゴボウ

［材料］（二人分）

ゴボウ　五〇〇g、芽ヒジキ（乾燥）一五g、ヒジキの戻し汁大さじ四、ゴマ油　大さじ一、味噌　小さじ一、みりん　大さじ二、酒　大さじ三、純正醤油大さじ三、黒いりゴマ少々

［作り方］

①ヒジキはたっぷりの水に約一五分間浸けて戻し、ザルにあげます。戻し汁はとっておきます。

②ゴボウは縦半分に切ってから斜め切りにし、水を変えて二回さらして、ザルにあげます。

③フライパンに油を強火で熱し、②を炒めます。油が回ったら、ヒジキ、ヒジキの戻し汁を加えて、さらに炒めます。

④味噌、酒、みりん、純正醤油の順に加えて、汁気がなくなるまで煮て、ゴマをふります。

◎お腹元気おかず

［材料］（二人分）

米麹（乾燥または生）一〇〇g、ニンジン　1／2本、納豆　六〇g、塩昆布　一五g、白ゴマ　一〇g二分、醤油　大さじ二・五、みりん　大さじ二・五、プルーンエキス　大さじ一

［作り方］

①米麹（一〇〇g）は、手でバラバラにして、しっとりするまで揉み込みます。

②ニンジン（1／2本）は、四～五cmの千切りにします。

③醤油、みりん、プルーンエキスを煮立て、その中に、ニンジンを入れ、さっと混ぜて火を止めます。

④③の温度が六〇度以下になったら、米麹を加えて、少し冷めたら納豆と塩昆布を加え、混ぜ合わせます。最後に、白ゴマを加えます。

⑤④を一週間ぐらい冷蔵庫で発酵させてでき上がりです。毎日、天地をひっくり返すように混ぜて、発酵を促すことが大切です。発酵食品なので、冷蔵庫で一か月は保存できます。

◎サトイモご飯

［材料］（二人分）

玄米　二合、サトイモ　二〇〇g、ニンジン　七〇g、油揚げ　2／3枚、だし汁　三カップ、赤味噌大さじ一＋1／2、塩少々

［作り方］

①玄米は洗って水をきり、蓋ができる容器に入れ、水（分量外）を満たして、冷蔵庫で一晩おきます。

②サトイモは皮をむき、二cmのさいの目にして、ニンジンは薄いいちょう切りにし、油揚げは短冊切りにしておきます。炊飯器に①を入れ、サトイモ、ニンジン、油揚げ、自然塩、だし汁で溶いた赤味噌を加えて、分量の水で炊きます。

③炊き上がったら、しゃもじで上下を返して全体をほぐし、器に盛ります。

◎味噌汁

好きな季節の野菜の具材を入れた味噌汁です。

夜の献立例

夜は、アグニ（消化力）が一番落ちる時間帯です。少しだけ控えめの食事を心がけてみましょう。

◎野菜丼ぶり

［材料］（二人分）

ハクサイ　1／8、ニンジン　1／2、タマネギ　半

個、チンゲンザイ　1／2束、豚肉　五〇g、水　一五〇cc、みりん・酒　大さじ一、醤油　大さじ三、塩・こしょう　少々、カタクリ粉　少々

[作り方]

①チンゲンサイ以外の野菜を全てフライパンに入れ、蓋をして加熱する。

②野菜の水分で柔らかくなるまで加熱する。その間に豚肉を茹で、脂抜きをする。野菜が柔らかくなったら、豚肉とチンゲンサイを入れる。

③水と調味料を加えて味付けをする。水溶きカタクリ粉を加えてトロミをつけたら完成です。

一日断食

毎日いただく食事はとても重要です。今回ご紹介したメニューは調理をされる際の参考にしてください。また、アーユルヴェーダでは、消化力を高めるために一日断食をおすすめします。一日断食はアグニ（消化の火）を高めるとされ、無理のない程度から行なうことをお勧めします。

その方法は、一日断食の前日の夜の食事を、消化に負担がかからないお粥のようなもので済ませます。断食の当日は、朝から夜まで、白湯のみで過ごします。翌朝の朝食は、やはり体に負担がかからないように、軽めのお粥がお勧めです。お昼の食事は、がつがつとしないで、ゆっくりよく噛んでおいしくいただきます。一日断食とはいえ、女性の場合、生理中や妊娠中は控えます。無理をしないで、消化力をたて直すという気持ちで行なうことが大切です。

第3章

〝アトピーは辛い〟というイメージからの脱却

1 自己イメージが現実にも反映する

●体を変化させるイメージ

自己イメージがもし悲惨なものだったら……、いつかあなたはその悲惨なイメージ通りの自分になってしまうのではないでしょうか。一見、アトピーの治癒には関係なさそうで、実はとても大切なことがイメージです。「もう治らないのでは」という諦め、それもイメージです。また、〝これ以上ひどくならないようにと思うと、かえってひどくなる〟、それもイメージが引き起こしたことです。

イメージと現実を、脳は区別ができないと言われています。そのため、「これは無理」と思うだけで、事実もそうだと認識されてしまうようです。

さあここで、こんなことを、ご一緒にやってみましょう。

梅干をイメージしてください。さあ、目の前にはない梅干を想像したら、多くの方は口の中が唾でいっぱいになるでしょう。それは、実際には目の前にないにもかかわらず、梅干は酸っぱいものというイメージが、体に変化を与えたからです。

また、両手を左右に広げて、右には鉛を乗せるとイメージして、左には綿毛を乗せるとイメージします。しばらくすると、右手が重く感じて下になり、軽さを感じている左手は少し上に上がっていく人が多くなります。これも、鉛は重いもの、綿毛は軽いものというイメージが、体にも変化を起こしている例です。このようにイメージ一つで、催眠術にかけられているかのように、私たちの体には変化が起きていきます。そのことを利用して、イメージで体を好転させることが可能であるとされています。

●イメージとリラックスはワンセット

イメージとリラックスは、ワンセットとも言えます。

例えば、こぶしを握り締めている状態では、「私はとてもゆったりしています」とは、到底思えません。そんなとき、手の指を楽に広げて、さらに肩や首などを、一度思い切り緊張をさせてみます。そして、「はー」と息を吐きながら、片や首を緩めてみると、いかにも力が入っていたことに気づけます。さあ、そのように体がリラックスしたら、呼吸を楽にして、息を長めに吐いて、吐くたびに体が緩むようにイメージします。すると、心にもゆとりが広がってきて、体も心もどんどんと楽になっていきます。

ただし、イメージを描くことに抵抗があったり、「どうしてもうまくできないな」と思ったりしたときは、自分に無理に強制しないで、後でやってみましょう。「それは、無理だ、ダメだ」と思うと、自分に否定的な思いが付きまとってしまい、それがイメージにも知らず知らずのうちに反映してしまうからです。

2 辛さを乗り切るイメージ法

●〝変化する〟とイメージすれば、良くなっていく

置き換え方をうまく生かす達人になることで、〝アトピーの辛さ〟を乗り切る方法を紹介します。まずは、〝今のつらさは一生続くものではない〟という自覚が、とても大切です。

アーユルヴェーダには、〝人体は流れる川〟という考え方があります。ところが一般は、自分の体を、彫刻のように固くて動かない物体のように思ってしまう傾向があるようです。今のあなたのお腹の肉をつまんでみてください。その肉は、先月のあなたのお腹の肉とは、すでに違うものです。私たちの脂肪組織も常に

代謝されて、三週間もすればすべての脂肪組織も入れ替わってしまいます。固く動かないように見える骨にしても、三か月で新しく入れ替わってしまいます。また、〝皮膚は五週ごとに新しくなる〟と言われていま す。体を構成するものの中で、酸素や炭素、水素、窒素などの流れは、とても早く変化していきます。ところが、人体がもし鉄、マグネシウム、銅などの重い原子だけで構成されていたら、変化はスローです。と言っても、私たちの体の細胞の九八％は、毎年、変わっていると言われています。

ですから、体の変化にうまく乗っていきさえすれば、自分の思い通りの流れに体を乗せることができるはずです。思いと自己イメージの書き換えは、そのための力にかなりなります。「私はますますよくなるよくなる。日々にわたってますますよくなる」と、体が生き生きして楽しく弾むような毎日を送っている自分を、ありありと想像してみてください。想像するだけで体が変わり、気分が上調子になり、キラキラしていく感じがしませんか。そうなったらしめたものです。

「今の自分にご機嫌だね」と言ってみましょう。不機嫌とご機嫌どちらを選びたいと聞かれたら、誰もが〝ご機嫌〟を選ぶでしょう。それなのに、なぜか不機嫌な顔をして、不機嫌な言葉を遣い、不機嫌な態度をとっているとしたら、それは、今までの自己イメージや他者に対するイメージが作り上げてきた幻想です。今日からその幻想を取り外し、ご機嫌な今を過ごしてみましょう。体が喜ぶ自分に、どんどんなっていきます。人の持つ自然治癒の力は、ちょっとした呼び水で働いていきます。

●コツは潜在意識に働きかけること

また、イメージを効果的に使うには、どうもコツがあるようです。「絶対そうなんだ」と脳をごまかそうとしたり、現実には「そうはいかない」と思っているのに、形だけイメージをしてみたりしても、つまり、顕在的な意識にイメージを伝えようとしても、効力がないと言われています。顕在意識ではなく、いつもは閉じている潜在意識の関門を開くには、リラックス時にイメージを働かせることが有効とされています。ですから、「絶対、禁煙するぞ」などと頑張って、その文字を書いて壁に貼った先からタバコを吸っているのは、その思いを顕在意識が働かせているからです。イメージがうまく働くためには、寝入りばなとか、リラックスしているときが潜在意識が働きやすくなっています。

呼吸のリズムが天然の鎮静剤として働くことを訴えたホリスティック医学の大家・アンドリュー・ワイル博士も、患者さんがうとうとしているようなときに、「私には治る力がある」というテープを流していると聞いたことがあります。ですから、体を楽にして、呼吸をさらに楽にし、そのときに、「私はどんどん良くなる、良くなる」などのイメージを伝えてみることで効果が出てきます。また、夜、布団に入るまでに、その日のマイナスな感情はみんな置いて、布団に入ったら「すべてにわたって、良くなる良くなる」という思いと一緒に眠りについてください。イメージの治癒力が、体に味方をしてくれるはずです。

3 言葉とイメージが行動を変え、体を変える

●イメージを効果的にする呼吸法・瞑想

天然の鎮静剤的呼吸といわれている〝吸う・止める・吐く〟を四・七・八のリズムに合わせて行なう呼吸法があります。吸う息が四、止める息が七、吐く息が八とするリズムです。その際、呼吸法に合わせてイメージすると効果があがります。それは、以下のようなやり方です。〝静けさやさわやかさを吸い、息を止めている間、その静けさが全身に広がっていく〟とイメージします。また、息を吐くときには、〝イライラ感や不快感が吐く息とともに出ていく〟とイメージします。これを四セット続けるのです。また瞑想（一〇二頁参照）は、体や心のバランスを図り、自然治癒力を高めるなどの効果があります。

現在の小さな小さなアンバランスが、将来、大きな病の種になります。アンバランスが小さなうちに、元気の種をまいておきましょう。それが、〝今を元気に

過ごそうという思い〟です。このような思いで、細胞レベルまで上機嫌にしていきましょう。

精神神経免疫学では、今の思いが自分を否定したり、「無理、ダメ」などと思ったりすると、神経系が滅入って、免疫力を下げると考えられています。〝今を元気に生きる思い〟を味方にして、神経を丈夫にして、免疫力を上げていきましょう。

また、経営学の師とも仰がれるマーフィーには「人は思った通りの人間になる」という言葉があります。これは実は古代インドの書物に書かれている言葉です。この言葉が示すように、今の現実は過去の思いが作り上げ、これからの未来は今の思いが作り上げていくとも考えることができます。イメージを味方にすることで、健康や幸福を引き寄せられると言われています。それならば、自分をよくするというイメージを味方にしてみてもよいのではと思います。人の潜在的な意識の場は、まだまだ解明できないことばかりです。それでも、不機嫌な思いから朝をスタートさせると、朝のラッシュは本当にうんざりします。ところが、ご機嫌な思いで朝をスタートさせると、たとえ足を踏まれても、嫌な気持ちになることが少し小さくなるのではないでしょうか。イメージ、それは現在の、そして、これからの自分の人生を左右すらできる偉大な友だちとも言えます。

●言葉には力がある

江本勝博士の著作『水からの伝言』という本によると、「ばか野郎」と言葉をかけた水と、「大好き」と言葉をかけた水では、それらの水を結晶にしたところ、結晶の形がまるきり異なっていたそうです。「ありがとう」「愛している」「大切」などと言葉をかけ、その言葉を紙に書いて貼っておいた水は、とてもきれいな結晶になったと書いてありました。この内容には、賛否両論があったようですが、昔から言葉は言霊《ことだま》とも言われ、言葉には力があることを、昔の人は知っていたようです。

良い意味を持つ言葉は、聞いた相手の気分を良くします。また、嫌な言葉は、相手の気分を悪くします。

それは、自分が心に抱いている思いも、音になっていない言葉と捉えることができるからです。ですから、自分を傷つけるような思いを続けると、それが日ごろの口癖になり、そのような行動をとり、そのような生活をし、性格までもが左右されていきます。それは先述したマザーテレサの言葉（二一頁参照）にも通じることです。日々がご機嫌になるように自己をイメージして、自分を大切にする思いと言葉を、自分に呼びかけてみましょう。

健康を引き寄せる言葉の力

1. 叶《かな》えたいことを、現在形で話す。
「治るといいな」⇒「今の状態は必ずよくなる」

2. 「〜しないで」という禁止語より楽しい言葉を選ぶ。
「それは食べないで」⇒「あれを食べよう」

3. 「〜するべき」という義務づける言葉より行動しやすい言葉をつかう。
「薬はやめるべき」⇒「別の方法を試してみよう」

4. 「がんばる」という言葉をワクワク語に代えてみる。
「治るようにがんばってる」⇒「日々治る方向に向かっている」

5. 感謝、笑い、親切、豊かさ、力、喜び、自由、健康、愛、ありがとうなどの言葉を使い、行動してみる。

第4章 ストレスからの解放がアトピーを和らげる

1 人間関係のストレスから解放されるライフスタイル

●自然の波に乗ってストレス解放

人は、よく「そうだよね」などと同意します。そして、そのとき、「なんとこの人は自分と同じような考え方の人だな」などと思うことは、よくあることです。ところが、同じような考え方だと思っている人が、あるとき、まるっきり異なる考えをすると、「え、どうなっているの、この人は。味方かと思っていたのに」と、裏切られたような思いに、身が詰まってしまうことがあるかもしれません。それもまた、現代に渦巻く人間関係からくるストレスだったりします。

ストレスについて少しお伝えしていきます。ストレスはもともと物理学の用語です。外からのプレッシャー（外圧）がかかると物は凹みますが、その外圧をストレッサーと言い、凹んだ部分をストレス状態と言います。この場合のように、物ならば外圧をかけられても、それを外せばすぐに元に戻ります。ところが、人間の場合は、なかなかそのようにはいきません。人はストレスを受けると、闘うか、そのストレスから逃げるか、という反応を起こすと言われます。どちらの反応も緊張を引き起こして、心も体もリラックスすることができにくくなってしまいます。その状態が長引けば、何をしていても力み続け、緩むことすら忘れてしまいまい、その結果、体のリズムを乱すことになります。

アーユルヴェーダでは一日、一年、一生にもリズムがあると考えています。そのリズムの流れに乗ることが、ストレスを受け流すことにつながります。自然に生きることにつながります。自然に力みや頑張りはないからです。頑張って咲く花、散りたくないと抵抗する花もありません。それだからこそ、難しいストレスケアをする前に、自然の波に自分を乗せていきませんか。

一日の流れは、夜が明けて朝からスタートします。朝は、体がゆっくりで重く、弛緩して静かになっていきます。そのリズムを大切にしながら、徐々に体をていねいに目覚めさせていきます。大きな伸びをして、体全体を目覚めさせて、落ち着きと安定を持たせながら、朝をスタートさせます。すると、朝のラッシュにもあせらず、自分のペースで乗り越えられます。人と競争することも力むこともなく、豊かで安定した流れに乗ることができます。

また、昼頃から太陽の力とともに自分の体の代謝も上がっていくと、食べ物の消化吸収やエネルギーの配分も効率よく進み、正午ごろは仕事の能率も最高になると、時間生物学的にも考えられています。そして、午後になると、私たちの体は手足が器用に動くようになり、仕事や行動も速さを増していきます。

夕方はくつろぎ、さらに日没後は安定して休息に向けていくようにし、夜遅くは就寝中に、体の中で一日いただいた物が消化されるようにします。また夜中は、寝ている間に、体温を維持しながら体の組織の修復をしてくれます。そして、午前二時ごろから午前四時ごろにかけて、REM（Rapid Eyes Movement）睡眠の状態が始まり、脳の活動も夢などの形で活発になっていきます。

これが、私たちの一日の流れとなります。その流れをせき止めたり、不自然にしたりすると、どうしても体に不都合が現われやすくなります。

●一日の理想的な生活リズム

ストレスを受けにくい体と心は、自然な波に乗ることから始まります。一日の理想的なリズムを考えてみましょう。

朝は、自分の時間を多少持つことができるように、慌てないで豊かさとともにスタートを切ります。そして、太陽の登る方向に向かって伸びをして、体を目覚めさせ、歯磨き、洗面などで体を清めて、すっきりした朝となるようにします。

昼は太陽の力が強くなるので、食事も消化に見合ったものをよく噛んで楽しくいただき、頭の回転をフルにして、仕事や好きなことで活動的に行動します。夕方は、夕日とともに体の動きを少しずつセーブし、思考力と潜在的な力を味方にするような無理のないペースで、仕事とプライベートの時間を送ります。

午後六時から午後一〇時は、さらに日が沈むにつれて、月の力が優勢になるので、蓄積の時間になります。その時間帯は、無理なことや嫌なことを蓄積せずに、豊かで楽しいことに触れ、食べ過ぎないようにして、ペースは就寝に向けていきます。

以下でもう少し具体的に、一日の流れを考えてみたいと思います。

起床：午前六時から午前八時。目覚ましをかけないで起きることからスタートしてみましょう。歯を磨き、白湯を飲みます。ターメリックゴマ油でマッサージをします（四一頁参照）。その後、入浴します。簡単な運動（太陽礼拝）（九五頁参照）と呼吸法（九八頁参照）をして、瞑想（一〇三頁参照）します。体調に合わせて、朝の食事をします。

昼：正午から午後一時。この時間の中で食事をします。食後は五分程度、静かに座って落ち着きます。さらに、食後の軽い散歩をします。

夕方：ゆっくりしたペースに、行動を変えていきます。夜の食事は、あまり遅いようなときは、軽めのスープのようなものにして、胃に負担がかからないようにします。

就寝：夜家に帰ったら、昼間よりもスピードを減速して、落ち着いて自分の時間を楽しみます。また、入浴の前に天井などの電気を消し、間接照明にして、お風呂に入ります。お風呂から上がったらゆっくりして、パソコンやスマートフォンはもう休み、自分をいたわり大切にする時間にしてみます。夕食後、三時間くらいあけてから寝るようにします。

以上は、アーユルヴェーダを取り入れた一日のリズムですが、ご自分のライフスタイルに無理のないものから取り入れてみてはどうでしょうか。この一日のリズムは、自然のリズムを思い出すためのプログラムでもあります。また、このリズムには、季節のリズムや年齢のリズムもあります。自然な暮らしには、この季節や年齢のリズムを忘れないで、生活に取り入れてみることも勧められます。

●一日の設計図を作ってみよう

前述した一日のリズムを踏まえて、あなたご自身の一日の設計図を作ってみましょう。朝は何時に起きますか？　ここでは「何時に起きなくてはなりません」などと、あなたを縛るつもりは一切ないので、まずは安心してください。今起きている時間に一五分ほど早く起きることは可能でしょうか？　実はこれは、私が多くの方に生活のアドバイスをするときに、いつも使う方法なのです。この提案を「それは無理です」とできなかった人は、今までいないものですから、この方法を、まずこの本の読者の方にも勧めたいのです。その早く起きた一五分を、あなたはどのように使いますか？　朝の散歩？　朝のエクササイズ？　朝の読書？

この一五分の活用が、その日一日のスタートを、ご機嫌な波に乗せやすくしていきます。

朝のルーティーン：ニンジンジュースを取り入れることも、いいかもしれません（四八頁参照）。また、お味噌汁を飲むことからのスタートもいいですね。これも頭で考えることより、自分がおいしく感じ、体が喜ぶものを取り入れることから始めてみましょう。

日中のルーティーン：お昼の食事の前には、椅子で行なう簡単ヨーガ（九二頁参照）で前かがみな体をバランスさせたり、目ヨガで目を休めたり、呼吸法（九一頁参照）で神経をやわらげたりしてはいかがでしょうか。簡単に取り入れられることが、最も大切なキーとなります。昼食は、酵素玄米や腸が喜ぶものをいただきましょう（四九〜五〇頁参照）。

［注］目ヨーガのやり方（図5）

顔を動かさないようにするために、軽く手であごをおさ

図5　目ヨーガのやり方

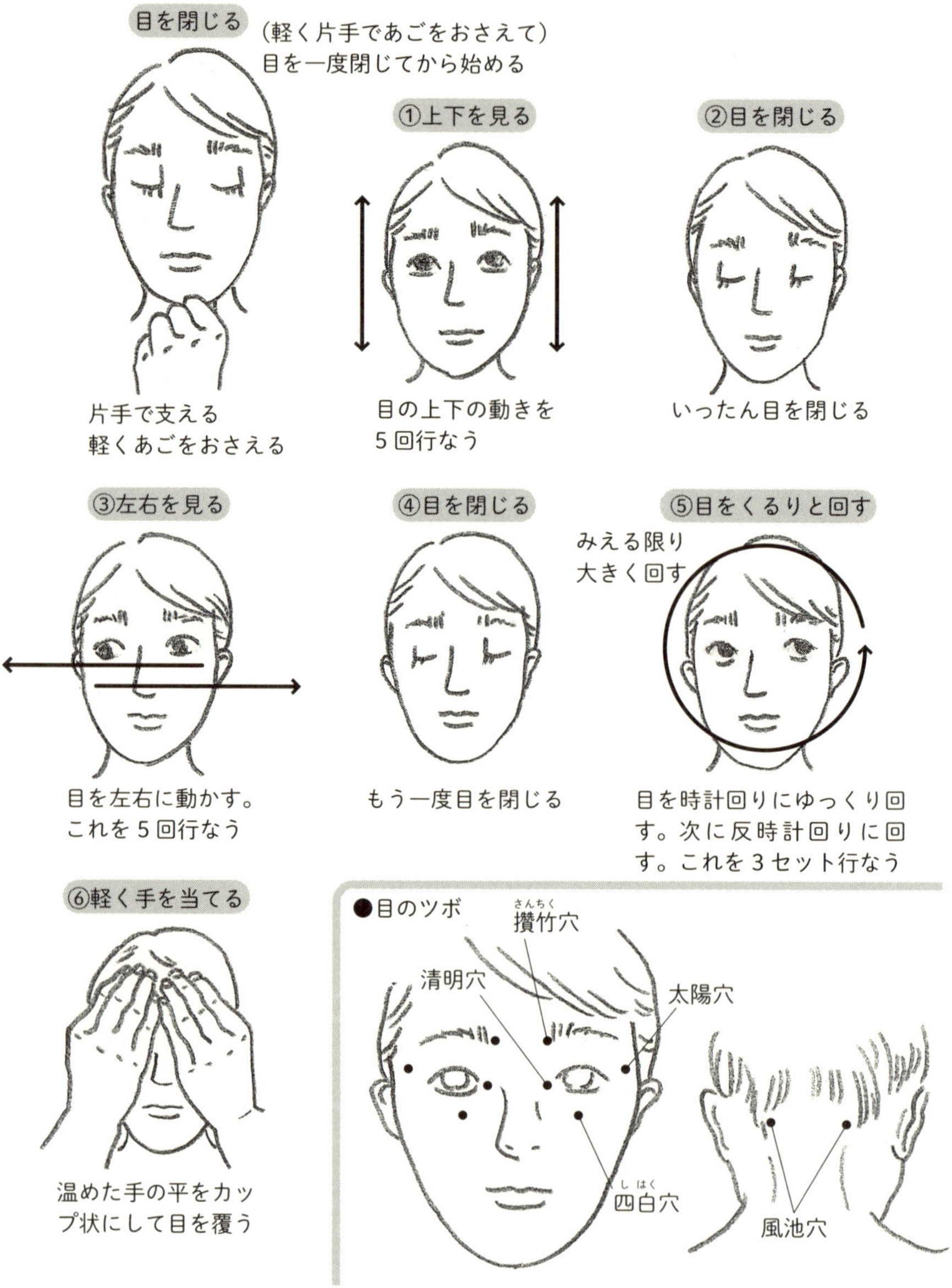
目を閉じる
（軽く片手であごをおさえて）
目を一度閉じてから始める
片手で支える
軽くあごをおさえる
①上下を見る
目の上下の動きを
5回行なう
②目を閉じる
いったん目を閉じる
③左右を見る
目を左右に動かす。
これを5回行なう
④目を閉じる
もう一度目を閉じる
⑤目をくるりと回す
みえる限り
大きく回す
目を時計回りにゆっくり回
す。次に反時計回りに回
す。これを3セット行なう
⑥軽く手を当てる
温めた手の平をカッ
プ状にして目を覆う
●目のツボ
攢竹《さんちく》穴
清明穴
太陽穴
四白《しはく》穴
風池穴

えます。一度目を閉じてから始めます。

①目をよく見開いて、見える限り上を見ます。次に見える限り下を見ます。この上下の動きを五回程度行なったら、いったん目を閉じます。

②目を見開いて見える限り左右に動かします。それを五回程度行なったらもう一度目を閉じます。

③目を見開いて、見える限り大きく時計回りにゆっくり回します。次に半時計回りに回します。それを三セット行ないます。その後、目を閉じます。両手の平をこすり合わせて温めた手の平をカップ状にして目を覆います。手の温かいぬくもりで、目を休めていきます。

④次に目のツボを気持ちよく刺激します。目頭の横の清明穴、目じりからこめかみに位置する太陽穴、眉頭の攅竹穴、目の下の骨の内側の四白穴。さらに、後頭部の風池穴を気持ちよい程度にジワーとおさえてみます。

午後のルーティーン：座りっぱなしの体勢は、太ももの付け根を詰まらせてしまい、流れの悪い、めぐりにくい体を助長します。さあ、片足のかかとをお尻に着けるようにして、片手で補助して前側の腿と足の付け根をストレッチしましょう（図6）。

夕方のルーティーン：バタバタしない少しゆとりを意識した設計図を考えてみましょう。例えば、お気に入りのカップで、好きなお茶を飲むなどはいかがでしょうか。それは、自分にゆとりを思い出すためのルーティンです。夕食は、和食中心のメニューで、消化のよい軽いものがよいでしょう（五〇頁参照）。

以上が、平日用の計画案で祝日用の計画も作ってみるとよいでしょう。計画作りと言っても、あまり堅苦

図6　腿の前側のストレッチ

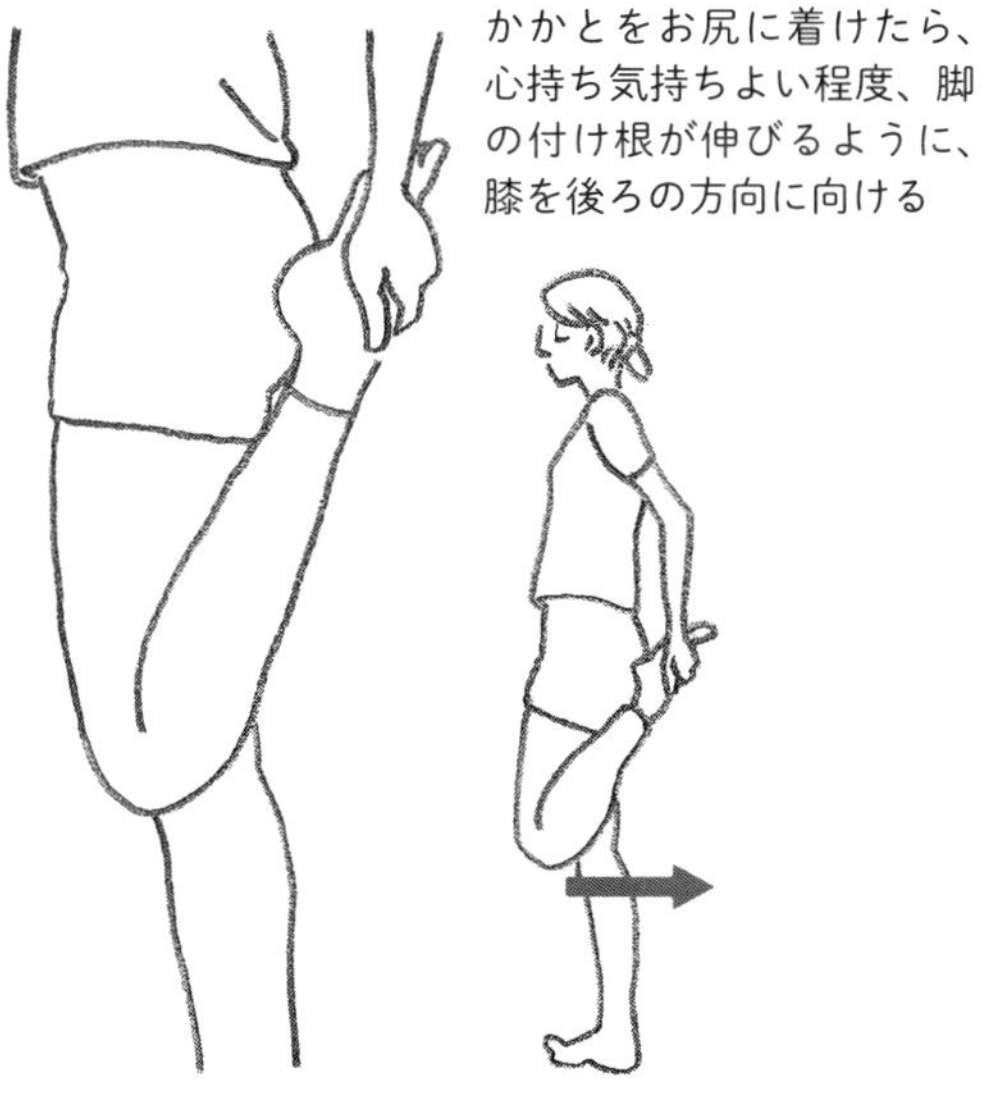
かかとをお尻に着けたら、心持ち気持ちよい程度、脚の付け根が伸びるように、膝を後ろの方向に向ける

しく考えずに、一日の楽しい計画書作りのような気持ちが大切です。

2 薬の代わりになる笑いの効能

最近、笑ったことはありますか？　もしかしたら、「大人になると、子どものときのようには笑わない」なんていうのが、答えでしょうか。あなたは、どのようなとき、笑いますか？　家族や気の合う人と話しながら、どれだけほほ笑んでいますか？　以下に、ちょっと笑っただけで、治癒力が高まった人の話をしましょう。それは、ノーマン・カズンズという方の話です。

彼は、重症の膠原病にかかりましたが、彼が選んだ治療法、それが「笑うこと」でした。とにかく、面白くてお腹を抱えて笑うようなテレビ番組を見たり、ユーモアにあふれる本をたくさん読んだりして、とにかく、笑って笑って過ごしたそうです。その結果、ノーマン・カズンズは病気を克服して、『笑いと治癒力』という本を著し、世界のベストセラーとなったのです。そのようなノーマン・カズンズは、笑いの科学的な分析もきちんと行なったと言われています。

また、カリフォルニアのロマ・リンダ大学のリー・バーグ公衆衛生学博士は、笑いが免疫系を健康にするメカニズムを研究しました。バーグ博士は、白血球がウイルスと戦うインターフェロンの一種を製造する過程を調べ、面白いビデオを見ることで、インターフェロンの濃度が上昇し、濃度の高い状態が、少なくとも一日は続くことが分かったそうです。

スタンフォード大学のウィリアム・フライ博士は、笑いによる筋肉系、呼吸系、心臓血管系、内分泌系、免疫系、神経系などにおける変化を記録し、最初は笑いがそれぞれの系を刺激する効果をあげ、その後、短時間のリラクセーションが続くことで、（リラクゼーション状態は筋肉の緊張をゆるめるので）神経痛などの痙攣と痛みのサイクルを止めるのに役立つかもしれない、との結果を出しています。

遺伝子の権威である筑波大学の村上和雄名誉教授は、ガンを起こすガン遺伝子を作動させないためにも、笑いは重要だと語っています。笑うことと希望を持つことが、ガン抑制遺伝子を元気にさせると言われています。

笑いに対する多くの研究で、病気や症状を笑い飛ばしてしまうような前向きの生き方が、どんなに大切かということが強調されています。ただ、ヘラヘラと誤魔化し笑いをして、病気が治ったり、健康になったりするというわけではないのです。どのような状況に置かれても前向きに生きる力の大切を伝えているのです。

人任せでは健康の維持はできません。身体の不調を嘆くのではなく、病気の予防に自分で積極的に取り組むこと生活のクオリティー（＝笑顔）を上げることが大切です。

笑いとは・ひ・ふ・へ・ほ

● 笑いといっても、苦笑、失笑、大笑い、談笑、冷笑、微笑などさまざまな笑いがあります。

はっはっは。　ひぃひぃひ。　ふっふっふ。
へっへっへ。　ほっほっほ。　……

Ha　Hi　Hu　He　Ho
は・ひ・ふ・へ・ほ

● この中で一番大きな笑いが、
はっはっは……です。
1日に1回こんな思いっきりお腹の底から「はっはっは……」と大きく笑ってみてはいかがでしょうか。
はずかしいときは、「ふっふっふ」あたりからでもいいですね。

第5章 アトピーで素敵な自分に気づいた人たち

私は医療家ではありません。治療はしません。でも、その方の治る力（自然治癒力）を引き出すことが、治ることだと信じています。「治療家ではないからこそ、できることがある」と考えてやってきたことがあります。それは寄り添うことです。あるいは、分かち合うということです。治すのではなく「治る」のです。治すと思うと、頑張りや無理を強いて、余計に自分を責めてしまうことがあります。そんなことは、もう必要ありません。病気が治るのに、上下関係は必要ないからです。

また、根性論は不要です。自然界には根性論がないように、アトピーに苦しんでいるあなたは、今、自然の流れに乗ることを思い出すだけでよいのです。だから、もっと素直になって、自分の身体や心の声に耳を傾けてみましょう。筆者は、さまざまな症状を抱えている方々に、今まで出会ってきましたが、この章では、その中でも、アトピーを乗り越えていった三人の方の経験を、ご紹介してみたいと思います。

1 人間関係のストレスからアトピーになった事例（ピッタ型アトピー）

●優等生だったのにアトピーになって……

いつもベストで生きるように頑張ってきた村上佳世子さん（仮称）は、仕事でも家庭でも完璧であることが、両親を始め、学校の先生など、周りの人からの自分への要求であると、子どものころから考えてきました。負けず嫌いのところもあって、兄弟ともいつも張り合ってきました。「弟は運動ができて、私はちょっと運動音痴」と気づくと、佳世子さんは、来る日も来る日も、運動場で鉄棒、走り……と、何にでもチャレンジしてきました。そんな佳世子さんは、学校時代から先生も一目置く存在でした。大学受験も、実力以上の学校を受験して、希望した学部に入学できました。と言うより、その学部がその学校の花形だったために選んだそうです。

学業成績もよく勉強ができた佳世子さんは、卒業後は一流の企業に就職しました。そして、三年が過ぎたころ、人間関係からストレスを受け、睡眠が浅くなったり、疲れを感じたりするようになり、それらを食べることでやり過ごしていました。今、思い返すと、いろいろなサインが出ていたようです。そのようなとき、皮膚に痒みが出てきて、つい痒いので掻いてしまうことが続いたそうです。いつも優等生の佳世子さんは、まさか自分がアトピーになるとは思ってもいなかったそうです。アトピーと優等生との間に何の関係もないはずですが、そのように思い込んでいたのだそうです。

さあ、皮膚に痒みが出てきて、それをおさえるために、塗り薬を塗ったりしてやり過ごしているうちに、寝ている間に掻いてしまったのか、症状がひどくなり、アトピーの症状が顔にも出てきました。これは問題とばかり、皮膚科に行き、アトピーと診断され、痒み止めのステロイド剤（副腎皮質ホルモン）入りの塗り薬を手にし、痒みがおさまるので使用し続けていったそうです。

一方、心の中では、ステロイド剤では完治しないことを悩み、「ステロイド剤は止めなくては」という自分の思いとも闘っていたそうです。そのことが、また自分を責めることになり、さらに、仕事を責めたりして、さまざまな事柄を敵に回していったそうです。

●ステロイド剤から抜け出すために

佳世子さんと出会ったのは、かなり症状が悪化していたときです。佳世子さんへの筆者からのアドバイスは、まず、外出時は日傘などをさしたりして、直射日光に可能な限り当たらないようにすることでした。また筆者は、ニガウリや青汁のような苦味の物を勧め、佳世子さんは、それらを飲むことを、極力、実践されました。また、皮膚に刺激がいかないように、こすりすぎないように注意したので、お風呂に入るとボディソープで洗っていた生活習慣はすっかりやめて、お風呂は一〇分程度軽くつかるだけで、体は洗わず流すだけにしました。

また、今まで使っていたステロイド剤をやめたことで、かなり激しいリバウンド状態が続き、皮膚がやけどのように赤く腫れあがり、浸出液が浸み出してじゅくじゅくして痒みが出ましたが、それは今までステロイド剤で炎症をおさえていたのに、それができなくなった反応です。そのようなときが、本来の健康な皮膚に戻るチャンスです。なぜなら、この浸出液は、皮膚の回復や再生に役立つタンパク質や成長ホルモンなど、回復のうれしい手助けになる液体だからです。浸出液が固まるとかさぶたになり、傷が保護され、皮膚の再生を促すようになるとのことです。そのため、浸出液は拭き取らないで、一枚のガーゼを軽くのせ、浸出液がガーゼとともに固まったら、ていねいにはがします。どうしても痒くて掻きそうになるときは、冷蔵するものによくついてくる保冷剤を、患部に当ててみましょう。痛み、痒み、腫れなどの軽減につながります。

●改善の引き金になったグルテンフリー

さらに、佳世子さんの場合は、小麦をしばらくやめてみました。いわゆるグルテンフリーをしてみたところ、赤味が薄れ、皮膚がきれいになり始め、人から「最近、皮膚が落ち着いてきた」と言われるようになったことも加えて、パンの代わりにご飯を食べるきっかけになりました。パスタよりもおにぎりを食べるようにして、また、極力、おやつや夜食は減らしたそうです。おやつを食べる場合は、ケーキやクッキーではなく、和菓子を選ぶなど、生活の中で楽しく選択をしていきました。

その楽しく選択したことや、人からの褒め言葉などが、頑張ってきた彼女へのご褒美となり、痒さも乗り越えることができたそうです。すると今までは、痒いと徹底的に掻きむしっていた癖もきっぱり止めることができ、肌をいたわる選択をしました。体が喜ぶことを基準にして、食事を選択し、お風呂の入り方も変えていきました。彼女のようにストレスが引き金でアトピーになった場合、体や心が喜ぶ体験を選ぶことが功を奏すことになった事例の一つです。

2 無理なことを引き受けているうちに、肌に突然、異変が出た事例（カパ型アトピー）

●無理な仕事を食べることで乗り切ろうとしたら……

いままで一生懸命頑張って生きてきた佐藤静代さん（仮称）。肌に異変を感じるようになったのは、三二歳のときでした。子どものころから、とても辛抱強い性質で、やたらなことでは弱音を吐かない静代さんでした。その性質のせいか、昔から人に頼られ、無理なことでも引き受け、自分のことは後回しにしてまで、人のことをやってきたそうです。「家族の中でも、両親の嫌がることは、本当はやりたくても、じっと我慢をしてしまうタイプだった」と、言葉を詰まらせながら語る静代さん。もともとおとなしく、目立つのはあまり好きではない、穏やかで優しいタイプの方に見えました。アーユルヴェーダでいうカパ（地と水のエネルギー）タイプです。見かけは色白で、もともとの肌は滑らかでしっとりして、目は大きく黒めがちです。体格はそこそこよいほうで、骨格もしっかりしていました。

カパタイプの静代さんは、思っていることを人に伝えるよりも、まずは自分の中に一度落として、じっくり考えてからものを言うタイプです。人一倍辛抱強いし、無理なことでもコツコツ仕上げていくところがある静代さんです。そんな静代さんなので、同僚から「あなたならできるよね」などと言われて、いろいろな仕事をどんどん押し付けられるようになっていきました。

そのうち静代さんは、だんだんと気が重くなり、仕事への気力も落ち込んで、消化力も落ちていったそうです。

それでも、体力がなくなるとバテるからと、しっかり食べ、やがては惰性で食べているようになり、とにかくお腹がいっぱいにならないと眠りにつけないと思い、吐きそうになりながらでも食べていました。すると、体重は増え、反対に気力は落ちて、仕事の能率も下がってしまいました。仕事は、どんどんたまる一方です。それでも、人に手伝ってもらったり、分担したりすることがなかなかできず、自分のことは自分でやらなくてはと考えて、断わることが苦手です。そんなとき、お風呂に入っても体の痒みがおさまらなくなり、ついぼりぼりと掻いてしまい、肌は見る見る間に、かさかさしてきたそうです。

●運動とヨーガで自分の体と付き合えるようになった

静代さんは、コーヒーやお茶よりも白湯を飲み、少し食べ過ぎに注意しました。また、リラックスすると痒みがひどく襲ってくる体験があったので、日ごろから静中動ありの状態を心がけることも注意しました。

運動とニドラーというヨーガの方法（九九頁参照）も効果的だったようです。静代さんは、ニドラーのやり方を自分の声でテープに吹き込んで、繰り返し行なったそうです。それで、だいぶ自分の体との付き合い方もうまくなり、今まではリラックスすると寝てしまうような状態から、緊張のない集中を身に着けることができるようになり、体のリズムもどんどんと良い調子に向かっていきました。

静代さんは、重い食べ物のとり過ぎだけでなく、気分を重くして重圧をかけないことにも注意しました。

適度な運動も効果的ですが、朝と晩の散歩はとても楽しく気分転換にもなって、カパタイプのアトピーには味方になる生活習慣です。肉食中心の食事や夜遅い食事を軽減することが大切ですが、ここで注意が必要なのは、「何はだめ」という禁止から入らないことです。いままで頑張ってきた自分に、これ以上、禁止事項を押し付けたり、「もっと頑張れ」と要求したりすることは、もうできません。もっと自分に優しくし、今の自分を大切にして、これからよくなっていく自分を楽しく想像しましょう。「こんなことをやろう」「あんなこともいいかも」などと、心を重くしないように、いつも前向きの言葉がけを自分にしてみましょう。

できれば、ニンジンジュース（四八頁参照）や軽い食べ物に、夜の食事を置き換えてみます。静代さんの場合は、夜の食事を軽い野菜スープにして、朝の散歩と太陽礼拝（九五頁参照）を欠かさず行ないました。自分と向き合って、決めたことは緊張せず楽しく行なうことを心がけ、ターメリックオイルでのケアも欠かさず行ないました。その結果、時間は少しかかりましたが、ひどいアトピーの状態から脱皮されました。

3 子どものころのアトピーが大人になって再発した事例（ヴァータ型アトピー）

●日常生活のストレスからアトピーに

子どものころアトピーでしたが、大人になってすっかりおさまっていた遠藤早紀子さん（仮称）の事例です。早紀子さんは、「子どものころは、とてもおっとりしていた」と、懐かしそうに語り始めました。でも最近は、おっとりどころか、少しゆっくりしていると気がせいて、落ち着かなくなったり、ぐずぐずしている人を見ると、知らないうちにイライラしながら、貧乏ゆすりをしたりしている自分に気づいていました。音楽を聴くことが好きだったはずが、ゆっくりくつろいで音楽を聴くゆとりもすっかり忘れ、お風呂でさえもカラスの行水という有り様です。いつも何かを抱えて、常に忙しくしていないと気が済まない毎日を送っていました。子どものこと、老後のことなど、頭の中は、とにかくいろいろなことでぎっしり詰まり、いつも頭を抱えて暮らす毎日でした。

さらに、将来への不安も相まって、毎日リラックスする時間も取れず、寝てまで何か考えている状態でした。そんな早紀子さんにやってきたのが、あの辛いアトピーでした。早紀子さんは、「とにかく痛みには強いけれど、痒さにはとても弱い」と嘆くくらいです。

早紀子さんのような忙しく、わさわさしたヴァータ（風のエネルギー）タイプのライフスタイルの場合は、交感神経系が優位になったまま眠りにつこうとして、痒さやいろいろなことを考えては眠りが浅くなり、「どうしていこうか」と悩む……この連続が、またしても症状を悪化させていくと考えられます。

早紀子さんの場合は、ストレスから、食事もおろそかになり、自分のためにご褒美を上げる時間もないくらいに、自分を追い込んでいました。早紀子さんの場合は、日常生活のストレスが引き寄せたアトピーのようでした。皮膚はカサカサしてヴァータ的な状態そのものでした。早紀子さんは病院の治療を受けながら、筆者から次のようなリラックス法を伝えられました。

●さまざまなリラックス法

スポーツタオルを水に浸してから、ラップに包んで、電子レンジで一分ほど温めます。温まったら、タオルのラップを外して、タオルで首全体を覆うようにして、五分ほど温めてみます。交感神経の過緊張が静まり、リラックスしやすくなります。そして、ゆっくりとした睡眠をとり、体と心をよく休めてあげることが大切です。そのことで、体や心がバランスをとろうとする力を呼び覚まし、より元気に回復に向かっていきやすくなるからです。

また、良質な睡眠のためのコツとして、夜お風呂に入る前に、天井の電気をすべて消し、間接照明にしてからお風呂に入ります。夜は毎日洗髪せずに、週に二回程度にします。早紀子さんは、お風呂の中では、その日の出来事やまだやっていないことなどを思い出しても、決して焦らないようにし、その思いをソーダ水の泡とイメージしてぱちんと消して、頭の中をゆっくりさせました。

さらに、アマニ納豆（納豆一パック〈五〇g〉にアマニ油大さじ一〈一五g〉を加え、好みで醤油とカラシをかけたもの）を食べることで、腸を元気にして、便秘がちな状態から脱皮しました。ヴァータの過剰は便秘も引き起こしがちになります。早紀子さんの場合は、病院の治療を受けながら、ご自身のストレスを軽減することで、アトピーの改善をされた事例です。

4 アーユルヴェーダのタイプによるアトピーケアのポイント

●アーユルヴェーダの三つのタイプ

実は、この章で紹介させていただいた三人の方は、同じアトピーでも、その症状と原因は異なるものでした。アーユルヴェーダでは、「病気を見るより人を見ろ」と、よく言います。この三人の方の症状から、アーユルヴェーダのタイプによるケアのヒントをお伝えします。

ヴァータ型のアトピー

皮膚がカサカサして油分がなく、ザラザラ感があります。乾いた皮膚がはがれるようになり、さらに硬く粗い感じのする皮膚で、黒ずみやすいです。また、痛みがあり、乾燥させたとき悪化しやすいです。

ピッタ型のアトピー

皮膚に灼熱感があり赤くなりやすく、皮膚が薄く少し膨れた感じがあり、分泌物が出ていて化膿することもあります。臭いがある場合もあり、粘性も伴います。強い日射にさらしたり、患部を温めたりすると悪化します。

カパ型のアトピー

皮膚にじめじめ感があります。痒み、油感、冷たく重い感じや少し膨らみ感があり、油をつけると悪化しやすいです。湿り気と冷えが、アトピーを悪化させます。

この章で取り上げさせていただいた三人の方のアト

ピーとの向き合い方を、上記の三タイプの性質と見比べると、同じアトピーとは言っても、実はタイプによって異なる方法の向き合い方が必要だと、理解していただけるのではないでしょうか。

　この章でご紹介した三人の方は、アーユルヴェーダの体質から見ると、異なる性質を持つ方たちです。表1にアーユルヴェーダの体質の違いについてお伝えしました。

表1　アーユルヴェーダの3体質の特徴とアトピーの症状

ヴァータ	動・乾・不規則	カサカサ感がある
ピッタ	熱・鋭・速	炎症がひどく、熱を持ち赤くただれる
カパ	重・遅・湿	浸出液などがにじみ出ている

●ヴァータ・ピッタ・カパの過剰を整える

　アーユルヴェーダでは、今の自分が、本来の健やかな状態から、どのくらい離れてしまっているかをチェックする方法があります。表2にある項目に、自分の今の体の調子や生活習慣について、できるだけ正直に答えてください。あなたの体調をチェックすることで、今、必要なケアを知る手がかりとしてください。

チェックの結果、ヴァータが一番多い人

　現在は、過剰な風のエネルギー、ヴァータが多くなっています。体や心に落ち着きを取り戻していくことが大切です。ヴァータが多くなると、落ち込んだと思うとテンションが上がるというように、気分の変動が激しくなり、その結果、心配や不安を引き起こします。アトピーの症状では、カサカサ感が強くなってしまいます。

　過剰なヴァータは、重さと安定が大切です。気持ちを落ち着けてゆっくりした歩調で歩いてみたり、食事もゆっくり噛んでいただいたりするなど、生活の中に安定の質を取り入れてください。整った本来のヴァータの良さは、快活、豊かな好奇心、機知や機転に富むことです。アンバランスの陰に隠れているヴァータの良さを、ふんだんに引き出してみましょう。以下は、そのために生活の中でちょっと気をつけることです。

表2　自分の健康度をチェックする（ヴァータ・ピッタ・カパの度合いを確かめる）

1. 朝、目が覚めたとき

□疲労感が抜けていない	□お腹がすいて目があく	□体が重く、眠い
□口の中が渋い感じ	□口の中に苦味がある	□口の中が粘つく

2. 日中

□疲労感が慢性的になっている	□ちょっとしたことにイライラしやすい	□眠く、重い、だるい
□不安や心配が多い	□批判的、攻撃的	□思考や行動が鈍い
□考え事があり、まとまりにくい	□自分や他人に対して不満足	□内向的になりがち
□心がざわざわして落ち着かない	□汗が出やすい、体臭が強い	□心が暗く、重い
□甘いのものが急にほしくなる	□酸っぱいものが嫌い	□昼食後に眠くなる
□動きが発作的、衝動的、考えるより何かをやっている	□時間が気になる、時間がルーズな人が嫌い	□こだわりが強い

3. 夜

□つい夜更かしをする	□夜おなかがすく	□怠惰で面倒くさい
□寝つきが悪い	□お酒や刺激的なことを欲する	□過眠傾向

4. 気になる体の症状

□緊張しやすい	□火照ることがある	□頭が重い
□寝つきが悪い	□目が充血しやすい	□鼻がつまりやすい
□乾燥肌	□敏感肌	□脂性肌
□便が固く、便秘気味	□便が軟らかく、下痢しやすい	□便が重く出づらい
□関節がポキポキなる	□頭髪が薄くなってきた	□体が重く、だるい

ヴァータ 合計点　　個	ピッタ 合計点　　個	カパ 合計点　　個

ヴァータを整えるライフスタイルのポイント

以下のライフスタイルのポイントは、直接アトピーに関係なさそうですが、実は今のあなたのエネルギーのバランスを図ることは、アトピーの改善に向けて役立つこととなります。可能なところから実践してください。

◎起床や食事時間など、生活の中に規則的なリズムをつけていきましょう。
◎冷えないように、温めることを選びましょう。
◎騒音や過剰な雑音が少ないところで生活ができるように心がけてみましょう。
◎昼間でもこまめに休息をとりましょう。
◎新鮮できれいな空気を吸うようにしましょう。
◎心配事や考えすぎを楽しい気分に転換するものを見つけましょう。
◎周りを楽しく、明るめな色で彩るようにしてみましょう。ただし、蛍光色など刺激的な色はあまり勧められません。

◎一日一度は自分にご褒美を与えるようなゆっくりとしたひとときを過ごすようにしましょう。

チェックの結果、ピッタが一番多い人

現在、火のエネルギー＝ピッタが過剰になり、体や心に激しい熱や鋭さを増やしています。

そのためイライラしやすく、極端に走りやすくもなります。ピッタの過剰は、自分を追い込んだり、批判や怒りの感情を増やしたりします。体には、下痢や炎症として現われることもあります。

ピッタを整えるライフスタイルのポイント

鎮静することが、ピッタが過剰な場合のキーポイントとなります。整ったピッタは、活力や情熱、明晰さ、チャレンジ精神としてあなたを輝かせる力になります。

◎美しい自然に触れる機会をふやしてみましょ

う。

◎日頃から緊張したり、自分を追い込んだりすることがないように気をつけましょう。

◎過度な興奮を引き起こす刺激に注意しましょう。たとえば、飲酒、激辛の食べ物、激論などです。

◎長時間の空腹に注意しましょう。

◎精密性、正確さ、義理、建前などにこだわりすぎないようにしましょう。

◎目の使い過ぎに注意しましょう。

◎討論や激論の多い環境で激情することに気をつけましょう。

◎日光や熱い環境に身を置くことは極力少なくしましょう。

チェックの結果、カパが一番多い人

現在、水と地のエネルギーであるカパが過剰なため、心と体に重さと停滞の質が増えて、さまざまな点で重さや停滞を感じることがあるかもしれません。カパが増えると、気分が重くなり、行動も鈍くなりやすくなります。内向的になりやすく、また、ちょっとしたことにも頑固になって、物事に執着しやすくなります。

カパを整えるライフスタイルのポイント

過剰なカパに対して、適度な運動を行ない、食事を軽くするなど、軽さと動きの質を取り入れてみます。日常生活で過剰なカパを減らすことで、カパ本来の力である落着き、思慮深さ、堅実さや愛情に満ちた力が引き出されていくことでしょう。

◎定期的に運動をしてみましょう。まずは散歩などからはじめていきましょう。

◎日中もゴロゴロしないで、こまめに体を動かしていきましょう。

◎洗髪後は髪を良く乾かして、湿り気が残らないようにしましょう。

◎生活に変化をつけて、マンネリ化に気をつけましょう。
◎モノをため込まないようにしましょう。
◎過食、間食に注意しましょう。
◎体重を増やさないようにしましょう。
◎気分を変えるために、新しいことにチャレンジしてみましょう。

アーユルヴェーダは、以上のように、アンバランスに気づくことで、生活の中のちょっとしたことに注意すれば、そのアンバランスが、逆にメリットになりうると考えています。

ここでご紹介した三つのライフスタイルを取り入れることが、しいてはアトピーの改善につながるとアーユルヴェーダでは考えます。ぜひ今のアンバランスからあなたの力を呼び覚ますようにしてください。

第2部

生きることを援助するアーユルヴェーダ

第6章 人が健康を保つしくみ

1 人のいのちを支えるのは体だけではない

●体や心は変えることができる

アーユルヴェーダは、何千年も前に、幸せな寿命と健康の定義を以下のように掲げています（図7）。それは、体が健康だけでは、人は幸せになれないというものです。五感が幸せに満ちるとは、見ること、聴くこと、触れることから喜びを感じることであり、また、人が幸せでいるためには心の充足も大切であると考えています。本書でこれまで見てきたように、現在、経験している出来事をどのように生かすかが、そのカギになります。そうすることで、人は人生の中で大きく成長していくでしょう。アトピーは辛い体験です。昔から人は、辛い体験をどのように越えて、どの

図7　健康の定義と幸せな寿命

アーユルヴェーダは幸せな生き方を説く
5千年の歴史をもつインドの伝統医学

●世界で一番古い「幸せで豊かな人生」の定義

アーユルヴェーダの説く幸福な寿命
「精神、肉体ともに病気に侵されていない。若々しく能力にふさわしい体力、精力、名声、勇気、大胆さを持っている。知識、学問、元気な感覚器官の対象となるさまざまなものに恵まれていて、富と楽しみがあって、好きなことを何でもやってみることができ、自由に行動ができること、これらを幸福な寿命といい、そうでない寿命を不幸な寿命といっている」
『チャラカ・サンヒター』第1巻30章

五感をイキイキさせ体と心のバランスを図る
↓
本来の自己への回帰

ように成長するかを、試されているとも言います。

さらに、アーユルヴェーダでは、生命の素晴らしさを五鞘の生命観で表わしています（一〇五頁参照）。この考え方から人を見ると、外との境界線が皮膚になります。また、生命の一番外側の鞘が体です。さらに、外からの情報を、匂いや色などの形で、五感を通して人は取り入れていきます。こうして五感から取り入れた情報を、四番目の鞘に組み込まれた記憶情報に照らし合わせて、人は物を選んでいきます。もしこの四番目の鞘に、自分を傷つけたり、自分をダメだと判断したりする記憶情報が入っていると、私たちは、その第四鞘で、外からの情報をダメだと判断して締め出し、受け入れなくさせてしまいます。

少し極端な例ですが、隣の家の犬を今まではかわいいと思っていたのですが、昨日、噛みつかれて痛い目に合ったとします。すると、犬を見るだけで気分まで悪くなり、何度も昨日の記憶がよみがえり、そのたびに、「全くひどいはあの犬、さらには飼い主もひどいものだ」と、その嫌悪の思いはどんどん広がっていき、隣の家の前を通ることもできなくなります。また、その嫌悪の思いが加速すると、その家と同じ苗字の人にまで偏見を持ってみたり、さらには、犬というものがすべて敵に思えてきたりします。このように一つの体験が、しまいには自分を狭めていくことすらあります。以上は、第四鞘の記憶が、身体や心にまで影響を与えている例です。

五鞘に話を戻しましょう。私たちの生命は、決して身体だけでできているものではなく、体・心・環境が相互に関係し合い、バランスを保ってこそ、健康であると考えられます。五鞘の奥には最高の自分が存在するということが、この考え方の根底にあります。そして、アーユルヴェーダでは、要らないこと、要らないものを引き算することで、つまり、自分の外に出していくことで、ついには、自分の最奥にある超自己に出会うことができる、としています。最奥の自己は変化しませんが、五鞘のすべては変化するものです。だから、体や心は変わります。いえ、変えることが可能なのです。このことから気づかされることが、多くあるのではないかと思います。

●自分の思いを敵に回さない

またインドの聖典『バガヴァッド・ギーター』には、「心こそが敵であり、最大の味方である」とあります。私たちにとって、自分の思いを敵にするのか、味方にするのかは、とても重要なことのようです。

今の自分の思いに気づいてみませんか？　もし、諦めたり、嫌になってふてくされたりしていたら、知らないうちに愚痴を口にしているかもしれません。また、ほとほと自分が嫌になっていたら、イライラした思いと言葉が、自然に出てしまうかもしれません。でも、ここで大切にしたいことがあります。自分の思いだけは、最後の最後まで敵に回さないということです。逆に、上記のような否定的な思いが浮かんだとしたら、その否定的な部分だけを、つまらないという気持ちで、笑い飛ばしてみませんか。つまり、自分の思いを変えればよいのです。なぜなら、意識が私たちを作ると考えられるからです。

このように、体を元気にするためには、心の持ち方やイメージが大変有効です。ただし、私たちは体だけでできているわけではありませんが、体もまた自分です。体と五感や心、環境などとの総合的なバランスを図ることで、より健康な状態を、上質に保っていくことができます。

2　全体的な視点から局所的な西洋医学を活用

西洋医学は、ギリシャで生まれました。始めは東洋の医学と同様に、人の体質を見て、それに対しての処方を行なっていました。そのような伝統の中で、紀元一〇〇年ごろの古代ローマ時代の名医・ガレノスの解剖学と実験生理学は、その後、西洋医学が臓器に焦点を絞っていくきっかけを作りました。そして、西洋医学の基本は、人体を詳細に見るための技術が進歩し、邪魔なものを殺す強力な武器が、次々に開発されてきました。一つの臓器から細胞へ、細胞から遺伝子へと、医学の対象は限りなく小さくなっていきます。一九世紀の後半には、細菌学が飛躍的な進歩を遂げました。このように、西洋医学は、人を全体で見るより、部分を見ることに力を注いできたのです。そのため、現在のように、救急治療に大きな飛躍を遂げることができました。

ところが、人間は目に見える肉体だけで成り立っているものではありません。そこに、西洋医学の限界があります。また、西洋医学の可能性もあります。それは、西洋医学の一つの特徴として見ることができます。その特徴から考えると、西洋医学は、人間全体を見ること、つまり、心を扱うことは得意ではないようです。それに対して、西洋医学は、局所的な治療には大変長けています。ステロイド剤も、そのような西洋医学の特徴から生まれたものの一つです。ステロイド剤は、アトピーの炎症をおさえて、今の辛い症状を緩和させることには長けています。ところが、長く使用していると、副作用が出てくるのです。それは、救急に対して役立つという西洋医学の特徴の表われです。

つまり、西洋医学は、生命を全体としては捉えていないので、免疫力などへの影響を考えるのは二の次になるのです。

とにかく、西洋医学は、現在の救急的な状態に挑戦し勝利することには長けています。万能ではないものの、それはそれとして活用することも、決して否定はできません。それは、快の原理から見ると、現在、その場の快を与えてくれるからです。ところが、長い目で見た快の原理もあります。短期的には良いことも、長い目で見ると、不快なことに変わってしまうこともあるのです。

そこで私たちは、治療の方針を、自分の意志で決めていく必要に迫られるのです。今の不快を軽減するために、ステロイド剤は少しだけ使用しよう。自分の意志でステロイド剤を少しだけ使うが、それだけでなく、全体のバランスを図る方法も取り入れる、という選択も可能なのではないでしょうか。以上のことから、私たち自身で、賢い選択ができるか、できないかが、健康を守るうえで、大変大切なことであると言えます。

3 生命全体のバランスが健康を保つ

ホリスティック医学（二六頁参照）とは、体・心・社会的存在・霊的存在が一体となった有機的な存在として人を見る見方です。さらには、人間全体を俯瞰する見方でもあります。他の人に好い結果が出た治療法でも、自分には逆の結果になる場合もありうるのです。そのため、情報をただ鵜呑みにするのではなく、自分の存在をホリスティックに捉え、過去・現在・未来までを見据え、さらには、自分の身体だけではなく、思いや環境なども加味して、生命全体のバランスを図る意味を踏まえて取捨選択していくことで、ホリスティック医学は、たくさんの示唆を与えてくれると思います。

ホリスティック医学は、今、目の前のことを大切にしながら、これからの未来も見据える治療法です。また、ホリスティックな立場を受け入れるとき、患者さんは、すでに受け身でも弱者でもなく、現在の目の前の現実にしっかりと向き合いながら、これからの将来を見据えていくことになるのではないでしょうか。

4 ミクロとマクロを統合する健康観

現代に生きる私たちは、めまぐるしい発展を遂げる現代医学の恩恵を受ける一方で、さらには、東洋医学やアーユルヴェーダを始めとした生命を全体的に捉える見方をも受け入れて、それらを融合し活用することができます。IPS細胞の研究の発展により、将来は、想像を越えるようなことも実現可能になるのでしょう。その中で心を失ってしまったとき、人は冷たい冷酷な生き物になってしまうでしょう。ところが、その大切な心は、分析しても、その正体をつかむことは、なかなかできません。

これからは、部分から全体を知り、また、全体から部分も見るというホリスティックな見方が、大切になってくるのではないでしょうか。私たちの体のそれぞれの部分は、すべてそれぞれの立場で、一生懸命、声を上げてくれています。その体の声をキャッチするのは、私たち一人ひとりです。こうして、今の自分の身体の声に耳を傾け、さらには、自分の快の感覚を大切にしてみましょう。始めは小さかった自分の快と不快の声を読み取ることができるようになれば、それは心身のバランスを図る細やかな心配りとなります。まさに、一人ひとりの中で行なえるマクロとミクロの融合は、体と心の声に耳を傾けることから始まるとも言えます。

5 体と環境、身体と心、意識と体調の間に境界はない

もし、体と環境の間に境目があったなら、どんなに極寒な地域にいても、寒さを感じることなく、裸で暮らすこともできるでしょう。また、心と体に何の関係もなかったら、いやな出来事を体験しても、血圧や呼吸などの点で、体に何の変化も起きないでしょう。体と環境、身体と心、意識と体調は、すべて影響し合って、常に生命はダイナミックなバランスの中で支え合っています。

昔から日本では「病は気から」とも言います。だからこそ、私たちは体の健康を図るときにも、心を置き去りにはできません。また、心が不調になったとき、体を無視することはできません。全体としての調和を図る健康的な生き方を模索していくことを、これからの私たちは、求められているのではないでしょうか。

6 疾患は健康バランスを保つきっかけ

筆者の体験を例に出させていただきます。それは、人にプレゼントをしようとして、しばらくぶりにパンを焼いたときのことでした。生地を練って寝かし、また練って寝かし終わった後、生地を成型してその上に

卵の黄身をぬってテカリを出すために、しばらく使っていなかった刷毛を出しました。卵の黄身を刷毛に着けて、パン生地の上に着けたら、刷毛は見事なほどすべて崩れ、パン生地の上に、散らばって着いてしまったのです。「これは大変。どうしよう」と思った次の一瞬、こう考えたのです。「刷毛には口がない。今までずいぶん過酷な環境に置かれて、辛い思いをしたのに、その結果、刷毛の命は一瞬にしてなくなってしまった。でも、人間は痛みや痒みなどをサインとして、生命の危機を一生懸命、教えてくれるではないか」と。

こう考えると、痛みも疾患も、ただの辛い体験とは言えないのではないでしょうか。それを、危機を知らせるサインとして、生活習慣を改めるきっかけとして捉えることはできないでしょうか。このように、今、抱えている疾患から、次の明るい未来を覗いてみませんか。これらのサインをきっかけとして、これからは自分の生命の尊さに気づき、一日一日を大切に生きることを選択する道が、私たちには残されています。

第7章 アトピーを改善するアーユルヴェーダの身体技法

この章では、アーユルヴェーダでは、アトピーを改善するための身体技法をどのように考えているのかを解説します。呼吸法・ヨーガ・瞑想を中心に述べますが、アトピーを改善することを通して、宇宙・自然のエネルギーと同調して体と心が喜ぶ体験をしていただければ幸いです。

1 アーユルヴェーダの身体技法はなぜ効果があるのか

●自律神経とホルモンと免疫のコラボ

自律神経失調などという言葉をよく耳にしますが、ストレスなどでも自律神経のバランスが崩れ、交感神経が緊張状態になり、「アドレナリン」という物質が多く作られます。アドレナリンは、Th1細胞（細胞性免疫などに関与する）の働きを制御するため、結果としてTh2細胞（アレルギー性疾患の機構に関与する）優位な状態になり、アレルギー体質になりアトピーを引き起こす可能性があるとされています。

自律神経系の中枢となる脳の視床下部は、自律神経の調節を行ない、血圧や消化管の活動など内臓機能の調節、物質代謝の調節や脳下垂体を介しての内臓機能の調節を行なっています。自律神経系―内分泌（ホルモン）系―免疫系が一緒になって、体や心を守ってくれているとも言われます（図8）。また、自律神経は交感神経と副交感神経の二つの働きの調和の中で、バランスを図ってくれています。喜怒哀楽などにも関係するといわれます。人体外の環境の変化に対して、人体内の恒常性を保つ力を活性化するホルモンの役割も、大変重要とされています。ホルモンは、現在、分

図８　体と心を守る神経系・内分泌系・免疫系の相互作用

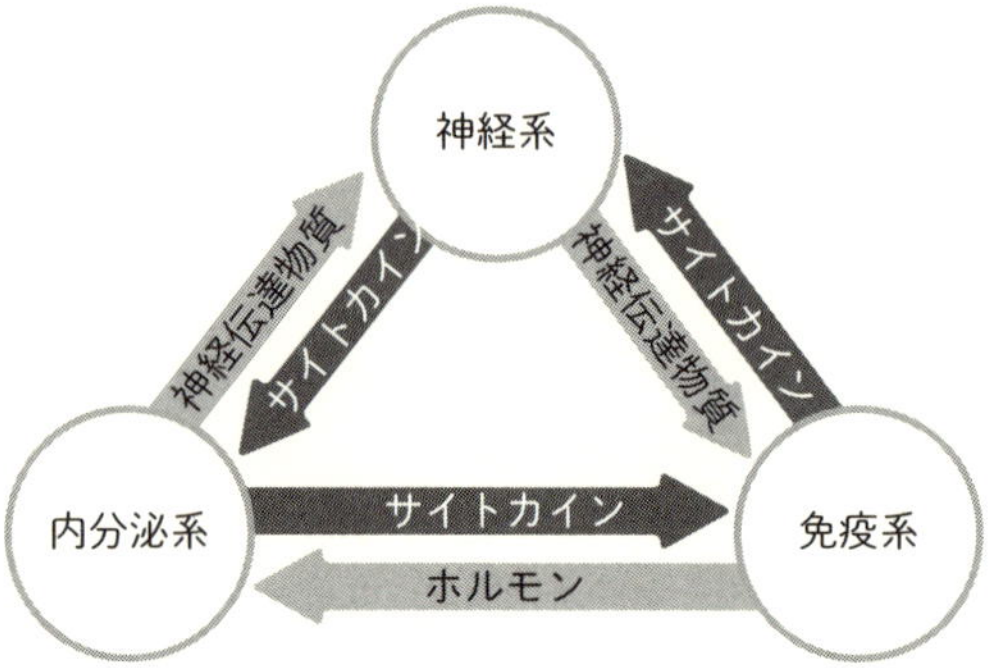

（注）サイトカインとは、細胞から分泌されるタンパク質。体の中の細胞同士が連絡を取り合う情報伝達の役割をする。炎症や免疫におおきく関わるとされる。

抗炎症性サイトカインに関わるものをリストアップすると、①ターメリック、②アマニ、③ブルーベリー、ザクロ、④エキストラバージンオリーブオイル、⑤キウイ、パパイアなどの高酵素果物がある。

かっているだけでも七〇種類以上があると言われ、身体の恒常性の維持に重要な役割を果たし、生命力や生殖力などのスイッチをオンにしたりオフにしたりする巣指令も出しています。また免疫系は、自律神経系や内分泌系と情報を共有し、外界からの侵害に対して自己を防衛し内部環境を一定に保つ役割を果たしています。

例えば、脳が大脳辺縁系でストレス状態を認識すると、視床下部—下垂体—副腎皮質系が働いて、副腎皮質から糖質コルチコイドのホルモンが分泌されます。糖質コルチコイドは、リンパ球の働きを弱めるなど、免疫系の機能を抑制してしまうので、この状態が長く続くと、内分泌系、自律神経系と免疫系にも重大な影響が生じるのです。

●呼吸法・ヨーガ・瞑想とアトピーの改善

逆に、適度な神経ストレスが視床下部—自律神経系に働くと、副腎髄質からアドレナリンというホルモンが分泌され、免疫力が強まる方向にも働きます。ですから、自律神経系—内分泌系—免疫系が一緒になって、体や心を守ってくれているというわけです。自律神経を調整するのに、呼吸法はとても効果的ともいわれています。また、免疫、内分泌への影響も期待できるともいわれています。

アトピーの改善にとって、自律神経のバランスと免疫力の向上はとても大事です。自律神経は、言葉が示すように、私たちの意識でどうのこうのとできないものですが、ありがたいことにコントロールするための道が一つだけあるのです。それが呼吸です。日ごろは寝ていても起きていても、自律神経が関与して自然に呼吸を行なっています。ところが、呼吸は、息を長く吐くなどの方法で、自分の意識でコントロールもできます。また呼吸は、ストレス反応のスイッチをオンしたりオフしたりできる安全で無害な方法とも言えます。その呼吸の調節を、ヨーガおよび呼吸法、瞑想法から学び、ライフスタイルとして取り入れることを提案して紹介していきます。

ヨーガでは、ポーズ以上に大切にされているものが呼吸です。自律神経と呼吸の関係を少し詳しく説明します。息は、一般的には吐く息と吸う息が波のように打ち寄せ、また引いていくようなリズムを奏でています。吐く息は自律神経の副交感神経系に関わり、吸う息は交感神経系に関わるとされています。私たちがストレスを受けると、息が十分に吐けなくなり、詰まりやすくもなります。また、吸う息が吐く息よりも優勢になり、その過剰な状態は過呼吸となります。呼吸は寝ていても自然に行なっているものですが、自力でコントロールもできるものです。アーユルヴェーダやヨーガの勧めるリラックス法は、呼吸を深くして、その結果として、自律神経のバランスを図ります。また、免疫力を高くして、その結果として、内分泌系のバランスを図ります。これらの意味で、ヨーガはアトピーの改善にも優れた方法と思われます。まずは、日常生活の一呼吸一呼吸を大切にしていきましょう。

さらにヨーガでは、呼吸法は単なる酸素の出入りを操るだけでなく、気（宇宙と人体を循環しているエネルギー）もコントロールすると言われています。それは、呼吸法を使って、気を引き上げ調整することも可能という意味です。さらに最近では、ストレス軽減への影響などの呼吸のメカニズムが研究されています。これから実際に行っていきましょう。

以下では、呼吸法・ヨーガ・瞑想の実践のやり方をお伝えします。

2 自律神経をコントロールする呼吸法・ヨーガ

●痒みを軽減する冷却呼吸法

シータリーと呼ばれる冷却呼吸法です。やり方はとても簡単です。順を追って説明していきます（図9）。

①体を楽な状態にする。手を握りしめたり、肩に力を入れたりせずにゆったりします。そして、舌を管のように丸めて口の外に出しながら、「スー」という音とともに息を吸っていきます。そのとき、体や心を穏やかに落ち着けるエネルギーが、涼しく体内入ってくると感じ取ってみます。舌が丸まらないときは、歯と歯の隙間から「スー」という音を出しながら息を吸います。

②吸い終わったら舌を戻して、いったん息を軽く止めて、今吸った冷気が体と心を落ち着かせ、体がいま必要としているところに冷気が行きわたっていくと想像してみます。

③息を無理のない程度止めたら、鼻から息をゆっくり吐きだしていきます。そのとき、体や心に引っかかったり詰まったりしているものが、吐く息と一緒にどんどん出ていくと想像してみます。

④①〜③を一セットとして、気持ちが良いなと感じ

図9　シータリー（冷却呼吸法）

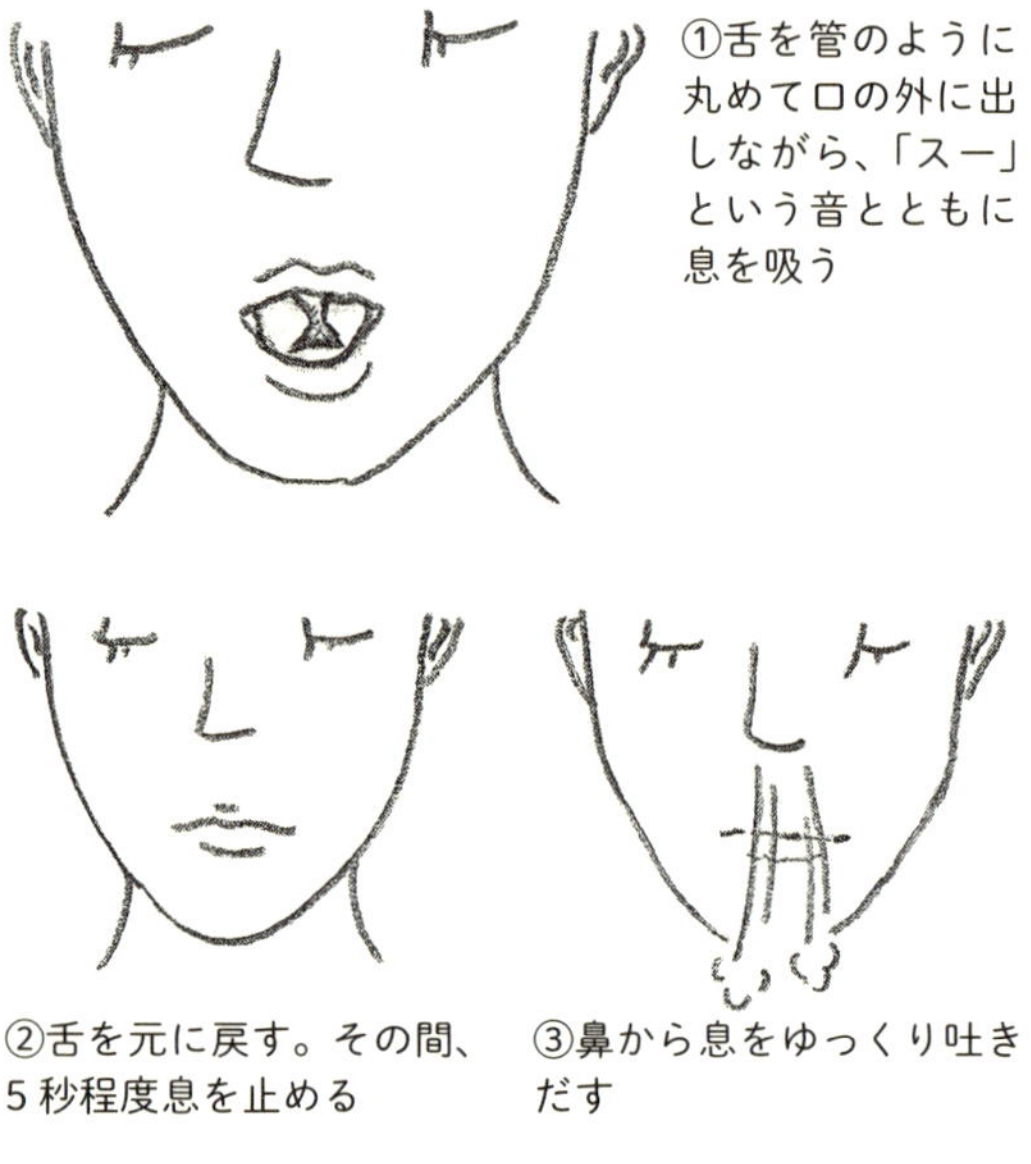
①舌を管のように丸めて口の外に出しながら、「スー」という音とともに息を吸う
②舌を元に戻す。その間、5秒程度息を止める
③鼻から息をゆっくり吐きだす

る程度繰り返してみます。これはいつでもどこでも行なえる安全な呼吸の方法です。

ちょっとイラついたとき、痒さを感じたとき、気分転換をしたいとき、試してみてください。実際にやってみて、「なんかいいかも」と感じたら、思い出したときにやってみてください。

●体と心のバランスを図る片鼻呼吸法

この呼吸法も、とても優れた呼吸法です。以下に、そのやり方をご紹介します（図10）。

①右の手の薬指と小指を軽く曲げます。それぞれあてがう担当部署があります。まず、親指は右の小鼻、曲げた薬指は左の小鼻、伸ばしている人差し指と中指は眉間に置きます。

それでは、次に呼吸法を説明します。

②まず、右の親指で右小鼻をおさえます（あまり強くおすと、鼻が開きにくくなって空気が入りにくくなるので注意します）。まずは、左から息を吐いておきます（これは次に息が入るための準備です）。息を左から吸います。

③右の薬指で息を止めます（右の鼻も親指でおさえられた状態です）。

④右の親指を離して右から息を吐きます。

⑤次に右から息を吸い、親指で右の小鼻をおさえ息

図10　交互の鼻呼吸法

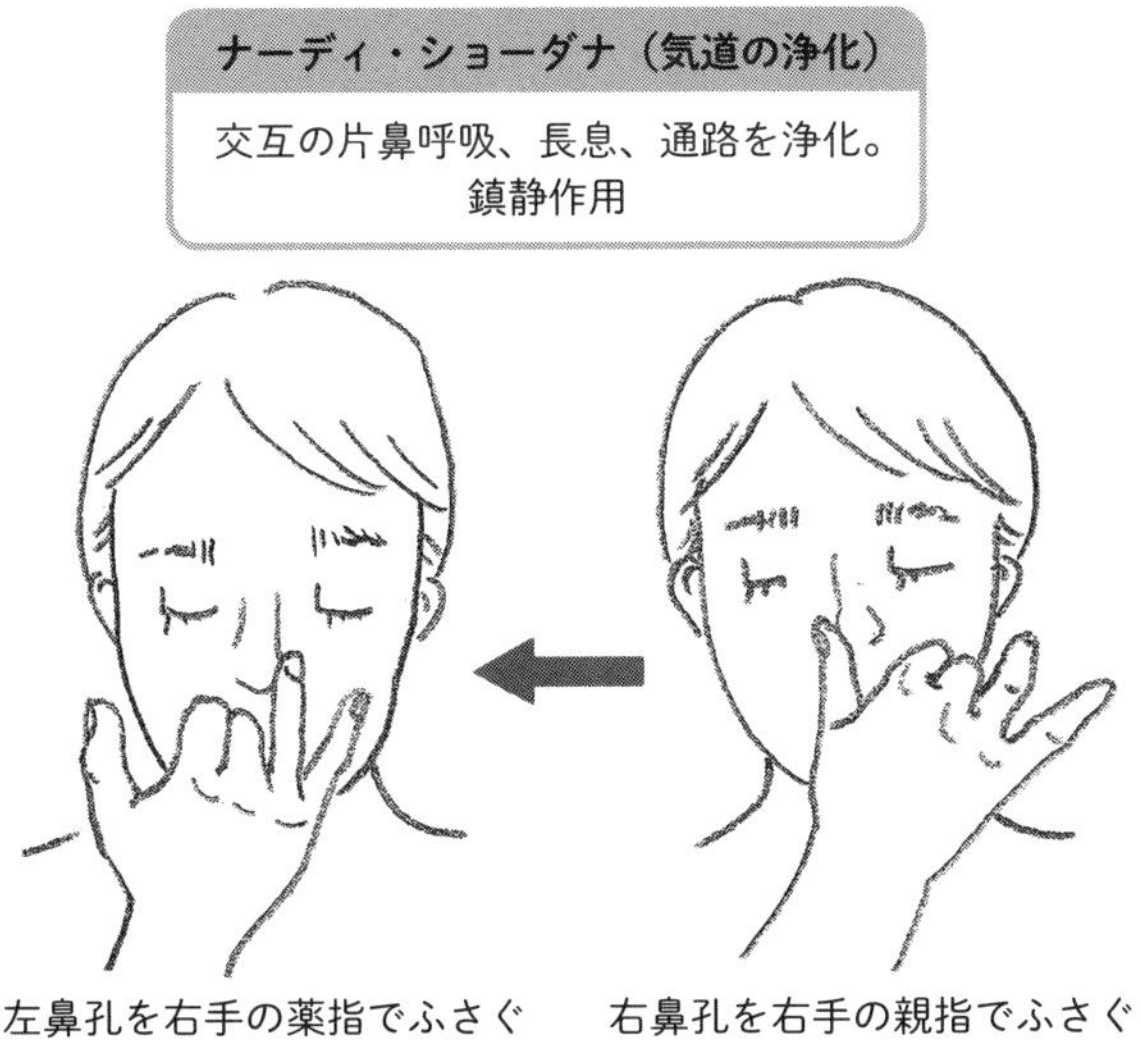

ナーディ・ショーダナ（気道の浄化）
交互の片鼻呼吸、長息、通路を浄化。
鎮静作用
右鼻孔を右手の親指でふさぐ
左鼻孔を右手の薬指でふさぐ

を止めます。次に薬指を離して、左から息を吐きます。

⑥①〜⑤までで一セットになります。五セットから六セット程度を、一日の中で思い出したとき、また、ちょっと体と心の調律をしようと思い立ったときなどに、行なってください。ただし、頑張りすぎないように、楽しく片鼻呼吸法を取り入れてみてください。

この呼吸法は、自律神経のバランスを図り、神経を緩和する効果などが期待できます。心身のバランスのために、楽しく実践してみてください。

●椅子があればできる簡単ヨーガ

「ヨーガは体が固いと無理」というような思い込みはやめて、体と素直に向き合ってください。日頃の偏った体の使い方を修正して、凝り固まった筋肉や関節をほぐします。血液やプラーナと呼ばれる気の流れが良い状態になるとイメージして行なってみましょう（図11）。

まずは、椅子を使って簡単に行なえるポーズからご紹介します。

①椅子に座ります

背もたれには寄りかからないで、気持ちよく背筋を伸ばすように、足の裏が床についていることを確かめます。この姿勢がいい感じにできたと思ったら、次に呼吸を感じてみましょう。息を吐くたびに「疲れや緊張が、身体や心から抜ける抜ける、抜けていく〜」というように、どんどん楽になる自分を呼吸とともにイメージしてみます。

②体を反らせます

両手を気分よく上がるところまで上げてみましょう。そして、背中を背もたれにあてがって、気持ち良いところを背もたれで刺激をして、大きな伸びをしてみます。そのとき、肩を回したければ回したり、腕が疲れたら下ろしたり、腕を組んで頭の後ろに置いたりして、胸がさらに広がるようにします。この感じが気持ちよければ、繰り返します。以上の動きが、楽にできるようになったら、動きに呼吸を付けてみましょう。息を吸いながら反らしていき、さらに、もう少

図11　簡単ヨーガ

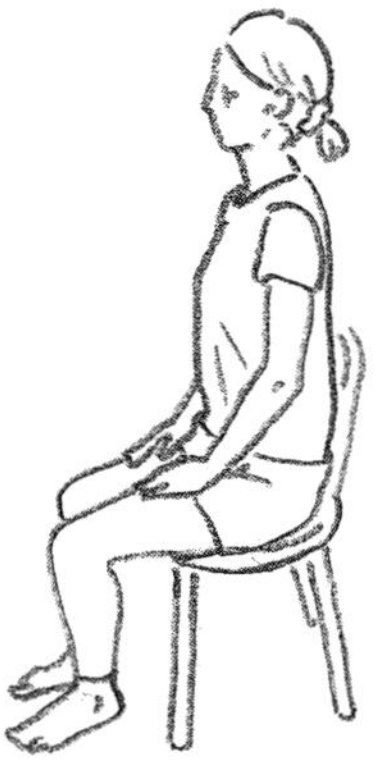

①椅子に座る。足の裏が床についていることを確かめる

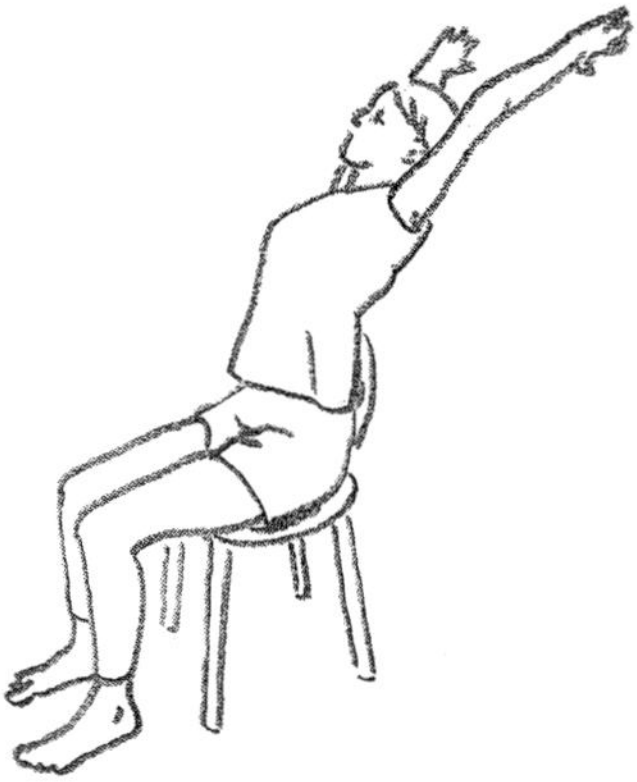

②体を反らせる。大きな伸びをしてみる

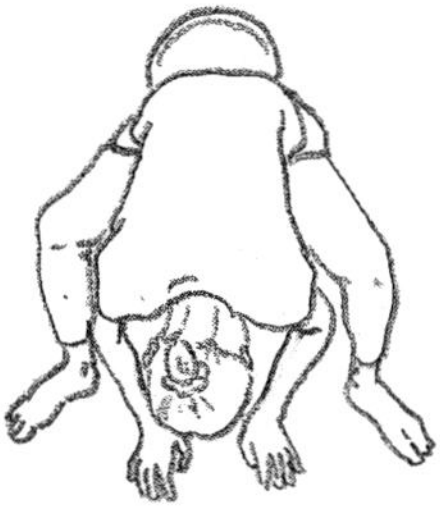

③体を前屈する。両脚を広げて、上体をだらんと下に下ろす

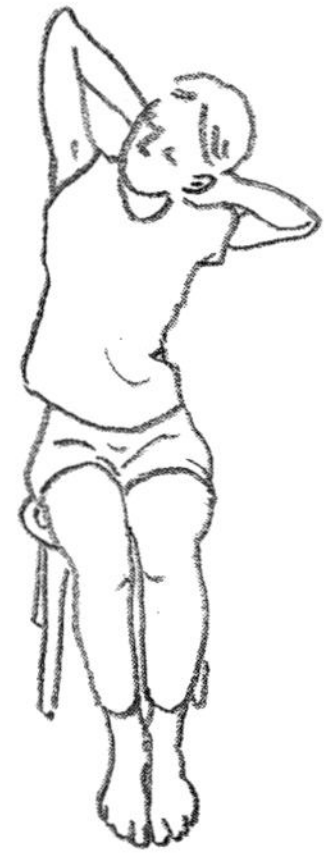

④体を側屈する。脇を伸ばすように行なう。反対側の脇も同様に伸ばす

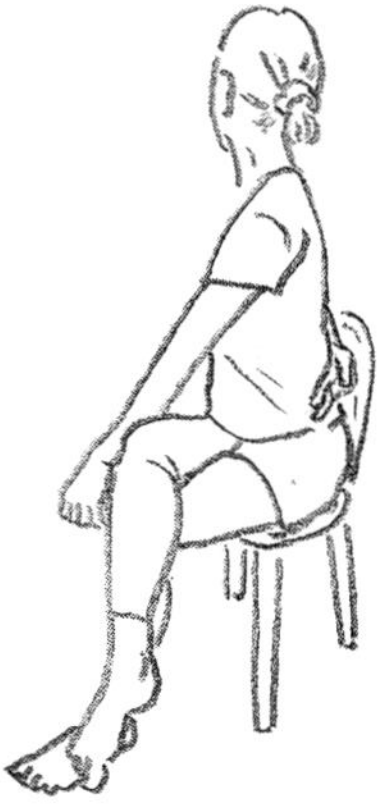

⑤体をねじる。腹、胸、肩とねじっていく。左右ともにねじる

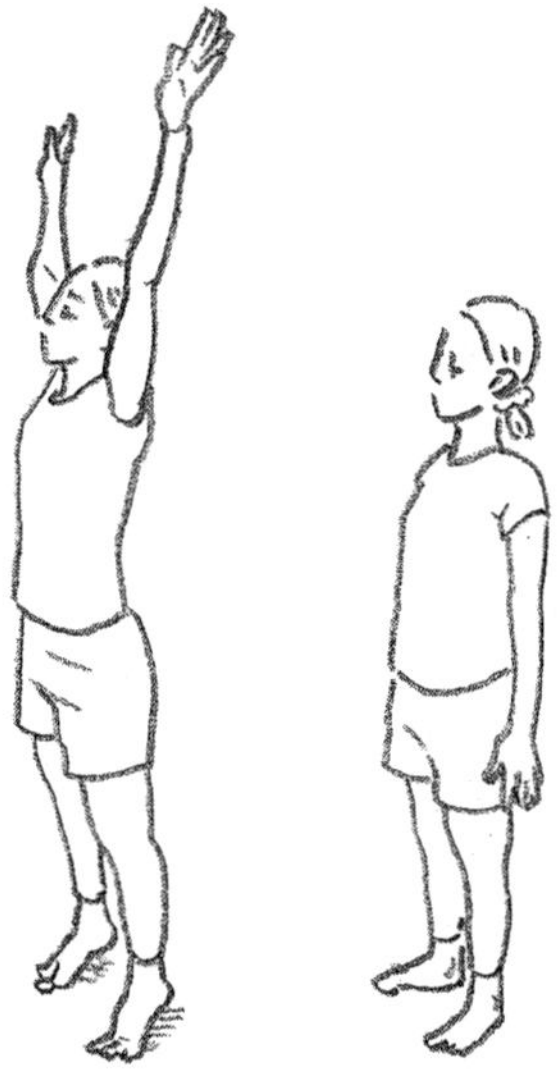

⑥呼吸と動きを一致させる。息を吸いながら、両手を上方に上げ、つま先立ちする。息を吐きながら、両手を大きく広げ、上方から体側に下ろす。つま先も呼吸に合わせてゆっくり下ろす。この１セットを５回程度繰り返す

し、もう少しと反らせて、息を吐きながら胸を広げていきましょう。

③体を前屈します

今度は両脚を広げて、上体をだらんと下に下ろしていきます。そのとき、手もぶらんとさせて、さらに、お腹と腿がついて「温かい、ホッとする」という感じがあるところまで、下ろしていきます。感じの良いところを探りながら、肩甲骨を広げていってもよいでしょう。動かすこともよいでしょう。この体勢を無理なく行なうことができたら、次には呼吸を付けて行なってみます。息を吐くとき、さらに緊張が緩み、気持ち良くなるように、だらんと前屈します。

④体を側屈します

側屈は脇を伸ばすように行ないます。できれば両手を組んで、頭の後ろに置きます。そのとき、手の重さで頭をおさえつけるのではなく、逆に両手が頭の枕になるように、気持ち良く胸を広げ、肩甲骨に刺激が適度に入るような感じを作り出しましょう。そして、左右どちらでもよいので横に体を下ろすようにしながら、反対脇を広げていくようにします。普段は手で日陰になっている脇を広げて、日向ぼっこをさせるように、気持ち良くていねいに伸ばしていきます。無理をしないように、気持ち良く脇を伸ばして、背中やさまざまな体の部位がいきいきと動き出すような感覚を感じたら、次には呼吸を付けて行なっていきます。

息を吐いて両手を組んで、胸の前から前方に伸ばし、息を吸いながら、さらに、その手を上方に伸ばします。次に、組んだ手を、息を吐きながら頭の後ろに置き、息を吐くたびに少しずつ片側の脇を広げていき、ちょうどいいと感じるところで体を止めて、肋骨と肋骨の間隔が広がっていくようにイメージします。しばらく自分の脇の伸びを味わうことができたら、息を吐きながら、ていねいにゆっくり戻していきましょう。しばらく伸びた感覚の余韻を味わった後、反対側も同様に行なってみましょう。

⑤体をねじります

椅子に座ったねじりです。最初は脚をそろえて座り、片手を反対側の脚の側面にあてがい、その手をテコにして、体が喜んでくれる程度ねじってみます。そのとき、腹、胸、肩とねじっていき、最後に無理のないように顔を後ろに向けてみます。気持ち良いと体が喜んでくれる程度ねじったところで三呼吸程度味わったら、ていねいに正面に戻っていきます。

⑥呼吸と動きを一致させます

立った姿勢で、足は腰幅程度開きます。息を吸いながら、両手を上方に上げていきます。そのとき、同時につま先立ちをしていきます。息を吐きながら両手を大きく広げ、上方から体側に下ろします。そのとき、上げていたつま先も呼吸に合わせゆっくり下ろしていきます。それを一セットとして、五回程度繰り返してみましょう。

以上の簡単ヨーガは、床でも行なうことができます。

椅子を使ったり、床に座ったり、横に寝そべったりして、楽な姿勢で、体を揺らしたり、ねじったり、反らせたり、曲げたりしてみましょう。体のこわばりをとることは、心もやわらげ、さまざまな出来事を受け入れやすくし、生き方を楽にします。

●太陽礼拝——朝の簡単ヨーガ

このヨーガは、一二のポーズからなるフローヨーガ（流れるような動作のヨーガ）です。

時間：一日少なくとも一回、朝三〜五分程度ゆっくり行なう。

回数：一〜六回程度。慣れるにしたがって、回数を増やしたり、体が喜ぶ回数を行なったりすることが理想です。

太陽礼拝は、アーユルヴェーダの勧める理想的な運動です。しかも、どのような体質や体調の人にも、対応が可能です。体中の主要な筋肉を伸ばし強め、関節を滑らかにし、背骨を整え、内臓をマッサージし、さらに、血液循環を促していく効果が認められるものです。年齢、性別、体の柔軟性などを問わない理想的な運動です。

今まで運動をしていなかった人にも、無理なく自分のペースで行なうことができるものです。慣れてきたら、動きと一緒に呼吸を行なうと、より効果的です。背骨を垂直に伸ばすときや、体を広げるようなときは息を吸い、体を曲げるときは息を吐くようにします。「呼吸が逆になったらどうしよう」などの心配もいりません。慣れてきたら一ポーズごとに呼吸を合わせていくようにしてみます。

朝日が昇る東のほうに向いて行なうと、体や心がより晴れやかですがすがしくなると言われます。方角が気になってできない方は、方角は無視して、可能なところで行ないましょう。要は方角以上に、実際に行なうことが、もっと大切だからです。

以下は、太陽礼拝のやり方です（図12）。

①両足をそろえて気分よく立ちましょう。そして胸の前で両手を合わせ合掌します。↓息を吐く

②両手を気持ちよく上方に伸ばしていきます。そのとき、手のひらを前に向け、親指同士をちょっとタッチさせます。そして、無理のないように上体をそらせます。顔は、正面を向いても上方を向いても、どちらでもかまいません。↓息を吸う

③上方に上げた両手で耳を挟むようにしながら、腰から上体を折り曲げるように前屈します。手が床に着かなくも気にしないでください。↓息を吐く

④膝を少しまげて両手を足の外側に着けます。さらに、左足を思いっきり後方に伸ばして、つま先立ちします。そして、腰を下げて視線は少し斜め上方を見ます。↓息を吸う

⑤右足も後方に向けて伸ばし、体で三角形を作るようにします。そのとき、無理なくかかとを床に下ろし、肩を張らないようにきれいな三角の形に近づけます。↓息を吐く

⑥膝を床に下ろし、次に両手の間に胸を下ろし、さらに、顎を床につけます。体の八か所（両つま先、両膝、両手、胸、顎の八か所）を床につけます。↓息を止める

⑦手足の位置はそのままで、上体を腰からぐーーと前方に伸ばしながら反らせていきます。肩を下げ、少し斜め上方に視線を向けます。↓息を吸う

⑧再度、三角のポーズに戻ります。↓息を吐く

図12　太陽礼拝のポーズ（12の連続ポーズ）

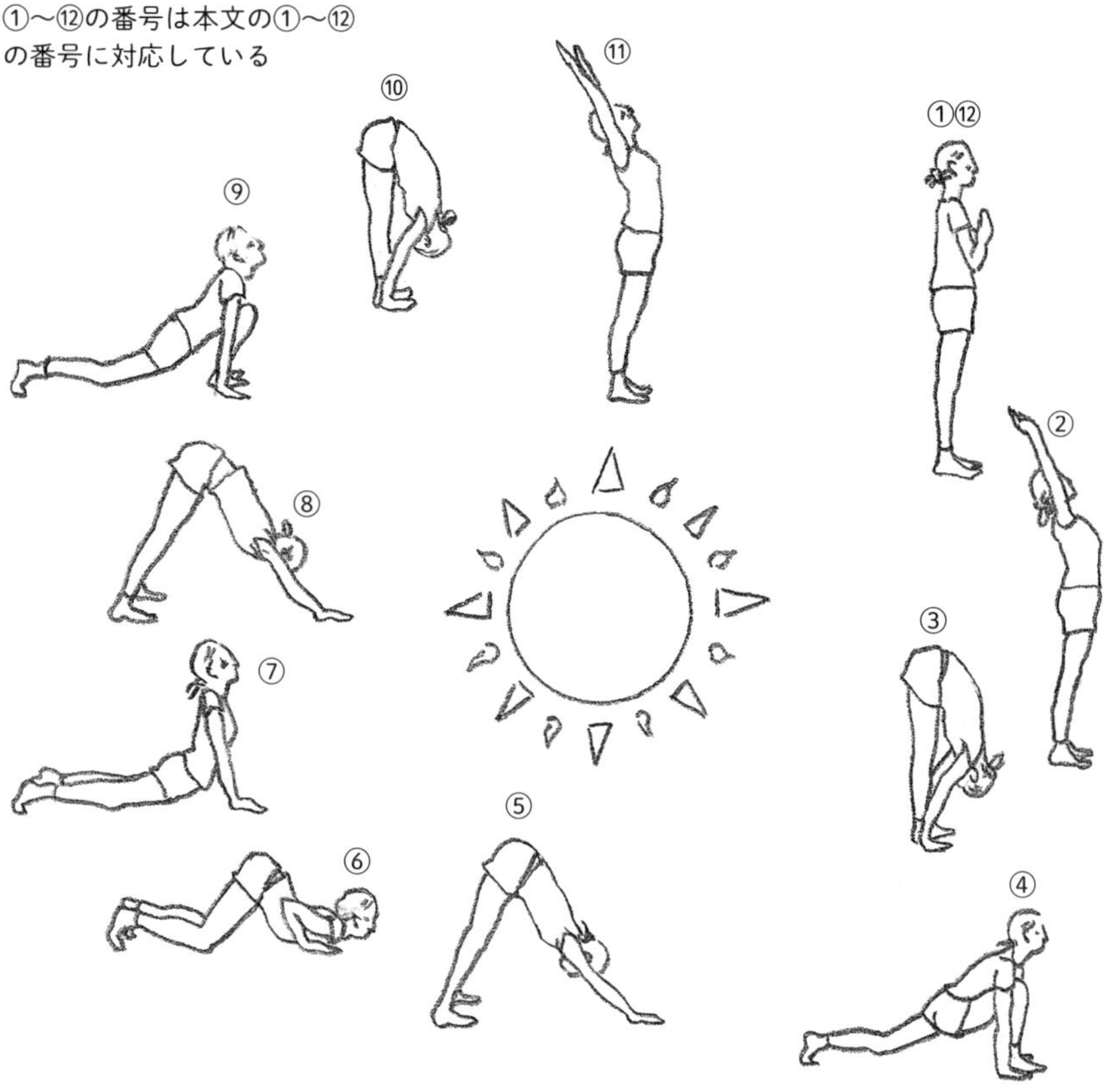
①〜⑫の番号は本文の①〜⑫の番号に対応している
①⑫
②
③
④
⑤
⑥
⑦
⑧
⑨
⑩
⑪

⑨左足を両手の間に戻し、再び③のポーズと同様にして、視線を斜め上方に向けます。伸ばされている太ももを感じます。↓息を吸う

⑩後ろの右足を両手の間に戻し、再び前屈します。↓息を吐く

⑪両手を腰から上方に伸ばし、体を無理なくそらせます。↓息を吸う

⑫両手を胸の前で合掌します。↓息を吐く

以上の一連のポーズが太陽礼拝です。

朝、窓を一度開け、朝の食事の前に、その日の体調に合わせて太陽礼拝を繰り返してみます。終わったらほんの少しでもよいので、仰向けに寝て、太陽礼拝の後

の体の余韻や体で起こっている反応、変化などを楽しんでみます。さらに、以下のようなイメージも有効です。「体中の流れがさらさらとして、とても気持ちい」「体を構成する六〇兆個の細胞がキラキラしている」など、心地よいイメージで自分を満たしてから、気分よく伸びをして起き上がり、その日の活動を始めてみてください。朝、時間がないという方にも、この太陽礼拝は、一ポーズ五秒で呼吸しながら行なうと、一連の一二のポーズもたった一分で行なうことができます。

気分のよいとき、または、時間があるときは、この一連のポーズを繰り返してみましょう。毎朝、義務のように行なう必要はありません。もし、やる気がないときには休みましょう。気分がよいときに、またやればよいのですから。

太陽礼拝は体の浄化に大変役立つといわれます。毎朝、一回でもよいので、無理のない程度で、続けてみることをお勧めします。

●太陽礼拝に続ける呼吸法

さらに、時間をとることができれば、呼吸法を行なってみましょう。お勧めは先述した片鼻呼吸法です。この呼吸法は、ちょっとイライラしたときや、全身が痒くなったときに、やってみましょう。体と心の持っている素晴らしい知恵を呼び覚ましてくれることと思います。

最近の研究では、大脳新皮質の右半球（右脳）と左半球（左脳）は、右脳は直感的、情緒的で、左脳は理性的、組織的であると言われています。ここでお勧めしている片鼻呼吸法は、左右脳のバランスを図ることが認められてきました。理想は、朝と夕方の五分程度行なうことですが、もちろんご自身の都合のよいときに行なっても、何の問題もありません。

ここで、少しだけ注意したいことがあります。絶対に無理をしないことです。もし、片鼻が通りにくい場合は、通りにくい鼻とは逆の脇の下に、しばらく手を入れください。少し改善していくことでしょう。これは古代の賢者が見つけた方法です。また、「呼吸はま

郵便はがき

おそれいります
が切手をはって
お出し下さい

1078668

(受取人)
東京都港区
赤坂郵便局
私書箱第十五号

農文協
http://www.ruralnet.or.jp/
読者カード係 行

◎ このカードは当会の今後の刊行計画及び、新刊等の案内に役だたせていただきたいと思います。　はじめての方は○印を（　）

ご住所	（〒　－　） TEL： FAX：
お名前	男・女　歳
E-mail：	
ご職業	公務員・会社員・自営業・自由業・主婦・農漁業・教職員(大学・短大・高校・中学・小学・他) 研究生・学生・団体職員・その他（　）
お勤め先・学校名	日頃ご覧の新聞・雑誌名

※この葉書にお書きいただいた個人情報は、新刊案内や見本誌送付、ご注文品の配送、確認等の連絡のために使用し、その目的以外での利用はいたしません。

● ご感想をインターネット等で紹介させていただく場合がございます。ご了承下さい。
● 送料無料・農文協以外の書籍も注文できる会員制通販書店「田舎の本屋さん」入会募集中！
案内進呈します。　希望□

■毎月抽選で10名様に見本誌を1冊進呈■（ご希望の雑誌名ひとつに○を）

①現代農業　②季刊 地 域　③うかたま　④のらのら

お客様コード

014.07

お買上げの本

■ご購入いただいた書店（　　　書店）

●本書についてご感想など

●今後の出版物についてのご希望など

この本をお求めの動機	広告を見て（紙・誌名）	書店で見て	書評を見て（紙・誌名）	出版ダイジェストを見て	知人・先生のすすめで	図書館で見て

◇新規注文書◇　郵送ご希望の場合、送料をご負担いただきます。

購入希望の図書がありましたら、下記へご記入下さい。お支払いは郵便振替でお願いします。

（書名）	（定価）￥	（部数）　部
（書名）	（定価）￥	（部数）　部

ずは吐くことから」が基本です。それは、浄化された後、新鮮な空気が入ってくる法則そのものだからです。アーユルヴェーダ的には、息を止めないで、片鼻で交互に吐く、吸うを繰り返してみてください。

●体と心をリラックスさせるヨーガニドラー

仰向けに寝て、ヨーガニドラーで深くリラックスしましょう。ヨーガニドラーはヨーガの達人の眠り、という意味です。指示された部位を思いっきり緊張させたら、切られた枝がバサッと落ちるような感じで、脱力させるのがコツです。

以下に、ヨーガニドラーのやり方を示しました（図13）。

①右脚に意識を持っていってください。右脚を伸ばし緊張させ、一〇㎝くらい持ち上げて、さらに緊張させて（五秒）、バサッと落とします（左脚も同様に行なう）。脚を優しく揺り動かして、左脚への意識を忘れ去ってください（一～二秒）。

②右腕に意識を持っていってください（二秒）。腕を伸ばし、指も広げて伸ばします（二秒）。こぶしを作り、腕を一〇㎝くらい持ち上げて、さらにきつく握りしめて（ご秒）、バサッと落とします（左腕も同様に行います）。

③お尻に意識を持っていってください。緊張させてギュッとしめて（数秒）、リラックスします。腰が沈んでいくのを感じてみてください。

④お腹のあたりに意識を持っていってください。鼻から深く息を吸って風船のようにお腹を膨らませて、息を止めます（五秒）。口を開けて空気をいっぺんに吐き出してください。お腹が完全にリラックスします。

⑤胸に意識を持っていってください。深く息を吸って胸を大きく広げます。もう少し空気を入れて……さらにもう少し……息を止めます（五秒）。口を開けて空気をいっぺんに吐き出してください。胸が完全にリラックスします。

⑥手だらりとぶら下げた状態で、肩を耳のほうにゆっくりと持ち上げ（四秒）、そして胸のほうへ持っていく気持ちで緊張させて（四秒）……リラックスし

図13　ヨーガニドラー

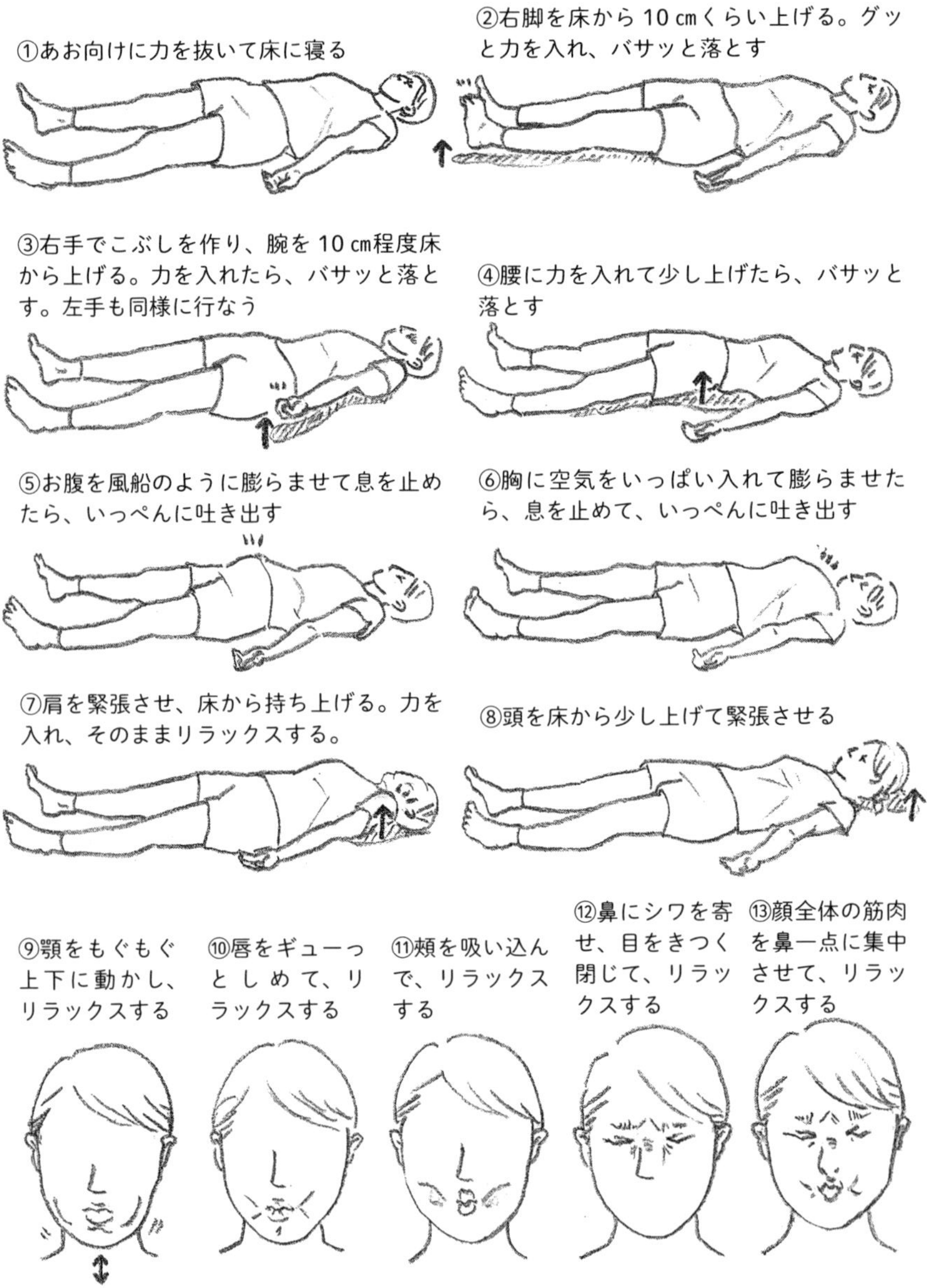
①あお向けに力を抜いて床に寝る
②右脚を床から10㎝くらい上げる。グッと力を入れ、バサッと落とす
③右手でこぶしを作り、腕を10㎝程度床から上げる。力を入れたら、バサッと落とす。左手も同様に行なう
④腰に力を入れて少し上げたら、バサッと落とす
⑤お腹を風船のように膨らませて息を止めたら、いっぺんに吐き出す
⑥胸に空気をいっぱい入れて膨らませたら、息を止めて、いっぺんに吐き出す
⑦肩を緊張させ、床から持ち上げる。力を入れ、そのままリラックスする。
⑧頭を床から少し上げて緊張させる
⑨顎をもぐもぐ上下に動かし、リラックスする
⑩唇をギューっとしめて、リラックスする
⑪頬を吸い込んで、リラックスする
⑫鼻にシワを寄せ、目をきつく閉じて、リラックスする
⑬顔全体の筋肉を鼻一点に集中させて、リラックスする

ます。

⑦頭を少し持ち上げて……リラックスします。頭を左右に転がし、動かしながら、首の筋肉がほぐれていくのを感じてみてください。頭を元に戻して……リラックスします。

⑧顔に意識を持っていってください。顎を優しく上下に数回動かして……リラックスします。

唇をギュッとしめて……リラックスします。

頬を吸い込んで……リラックスします。

鼻にシワを寄せて、目をきつく閉じて……リラックスします。

顔全体の筋肉を鼻先一点に集中させて、引き締めて……リラックスします。

深呼吸して身体が十分にくつろいでいるのを感じとってください。身体のどの部分も動かさず、残っているかすかな緊張を緩やかな心でほぐしていきます。

「私は、すべてにわたってますますよくなる」と自分の習慣と自分自身に向けてのポジティブな決意を三回唱えます（サンカルパ）。

⑨始めに、足のつま先に意識を持っていってください。そして、リラックスします。次に、以下の順で意識を持っていき、リラックスします。

足、足首、足首から膝、太腿↓リラックス。

手の指、手、手首、手首から肘、肘から肩↓リラックス。

お尻と骨盤、お腹、肋骨、胸、肺、心臓、喉↓リラックス。

腰、背中の上部↓リラックス。

肩、首、顎、舌、唇、頬、鼻、目、額、耳、頭の横、頭の後ろ、頭のてっぺん↓リラックス。

⑩こうして、リラックスの波がどんどん広がっていくのを感じてみてください（都合によって数秒）それでは、完全にくつろがせて身体を静かに見つめ、自分の身体の観察者になってください（五～一〇秒）。

⑪次は呼吸を観察してみてください。息は自然に出たり入ったりさせ、コントロールせずにただ見つめるだけです（一分）。さらに、頭に浮かんでくることを観察してみてください。ただ見つめるだけです。考え

には入り込まないようにしてください（一分）。心の中の平和に気づいてみてください。この平和を見つめる自分、それが本当の自分です。あなたの本当の性質、それは平和です。この平和を感じ、味わってみてください（五分）。

⑫意識を呼吸に戻して、優しい息づかいに気づいてみてください。少しずつ呼吸を深めてみてください（三〇秒）。呼吸を深めているときに、身体の各部分に新鮮な活力とプラーナ（気。エネルギーの別名）が優しく入り込むことを想像してください。頭、肩、胴体、手、足、内臓の各部分というように、身体全体に活力とエネルギーが一杯に満ちていきます。

⑬手を揺り動かし、脚も揺り動かしましょう。頭を優しく左右に転がしてください。仰向けに寝て、呼吸をさらに深くしたら、ゆっくり身体を起こします。そして、楽に座りましょう。背筋をまっすぐにして、肩も広げましょう。

全身がリラックスし、しかも、リフレッシュした感じが得られる有効な方法です。試してみてください。

3 瞑想はホルモンと免疫力に影響する

●瞑想の効用

本格的な瞑想ではなく、ちょっと心を落ち着けて安定させるような簡単な瞑想をやってみませんか。

今瞑想は、ストレスの解除を始めとした様々な効果が、欧米でも認められています。その一つが瞑想とホルモンの関係です。ホルモンは、生体を維持するために、とても重要な働きをしている微量の物質で、全身に関わるホルモンのシステムを内分泌系と言います。外部からのさまざまな刺激や人間関係のストレスが、身体の各部位で捉えられ、最終的に脳の視床下部に集まると考えられています。ストレスに関係するホルモンは、副腎皮質ホルモン、成長ホルモン、カテコールアミンの三種とされます。ストレスがあると、この三種のホルモンが過剰になっていくと考えられています。

副腎皮質ホルモンの一種であるコルチゾールは、脳内ホルモンの活動を低下さするといわれています。また、カテコールアミンの過剰は、血糖値を上げるなどの働きを行なうとされています。

ここでご紹介する簡単な瞑想は、こうした外部からの刺激に強くさせ、ストレスをマイナスにさせずに、逆にプラスに転化させることにもなると考えられています。

さらに、免疫力について知っておきましょう。免疫力は、アーユルヴェーダでは、オージャス（免疫力）に近い概念です（二六頁参照）。免疫力は心理的ストレスなどでも弱まって、感染に対する抵抗力が弱まってしまうという結果を引き起こします。免疫系と神経系と内分泌系は、お互いが関わり合って働いているので、思いが身体の神経系や免疫系に関係しています。まさに体と心は切っても切れない関係でつながりあっているのです。

●誰にでもできる簡単瞑想法

「瞑想がアトピーに何の関係があるのかしら」と思われるかもしれませんが、実はたくさんの方々から、瞑想によって体の知恵が呼び覚まされ、体調がよりよくなったという声を聞きます。

瞑想を行なうときに大切なことは、以下の通りです。

①気張らない。
②特別なことと思わない。
③体と心の調律という気持ちで行なう。
④さまざまな方法の中で、自分にとって身近にできるものを選ぶ。

簡単瞑想法―その1

椅子でも床でもどちらでも構いません。楽に座ってみます。

①姿勢を少し整えて、まずは自然に行っている息の出入りを感じるようにする。
②次に吐く息をゆっくりとし、また、吸う息をていねいに見守る。
③①②を続ける。

特に天然の鎮静剤呼吸と言われている呼吸法をご紹

介しましょう。それは、アメリカのアリゾナ州でホリスティック医学に携わっているアンドリュー・ワイル博士が提唱して、今や世界に広がり、多くの方がストレス解除などの恩恵を受けている呼吸法です。

やり方はいたって簡単で、まず息をよく吐いておきます。次に、四のカウントで鼻から息を吸って、七のカウントの間、息を止め、八のカウントの間、ゆっくりと口および鼻から息を吐いていくというものです。これが一セットになるので、気になるときに四セットから五セットほど続けると、超スピーディーで効果があがります。

アトピーが痒いときや、これはダメ、あれはダメと、頭の中がいろいろなことで一杯いっぱいになったとき、忘れないでこの呼吸法を四、五セットやってみましょう。どこにいても、簡単に心が安定していくことに気づくでしょう。天然の安全無害な鎮静剤を服用できるというわけです。

簡単瞑想法—その2

最初は、二分程度の黙想から始めてみましょう。

体を気持ちよく伸ばしたり、力が入っているところを思い切り緊張させたりしてから、ストンと力を抜いてリラックスし、体を楽にしてみましょう。それから、瞼を閉じて、まずは、体全体をスキャニングするように眺めながら、緊張したところ、痛みのあるところや気になるところに、「ごめんね。いつも頑張らせてしまって」と、謝ってみましょう。そしてさらに、そこに「ありがとう。これからあなたのこと大事にするから」と言葉をかけて、次の場所に移動します。全身を楽しくスキャニングしたら、頭から足先までリラックスして、緩んで楽なことを感じていきます。そのあと、自然にしている息を眺めてみます。息を吸うたびに「心がとても静かになり、息を吐くたび全身が微笑んでいる」とイメージしながら、心を穏やかにして呼吸を眺めてみましょう。一〇分間程度から始めてみるとよいでしょう。でも、無理しないでください。

〝自分が自分の体や心の観察者になる〟という体験は、自分に起こる問題を客観的に穏やかに受け止める準備になっていきます。それがストレスを乗り越え、さらにストレスをユーストレス（自分にとって有益なもの）にする力となります。楽しくやってみてください。

4 対処療法から根治療法への道

●「治す」ではなく「治る」を

アーユルヴェーダの根治療法は、「治す」のではなく、「治る」ことを目指します。「治す」と思っただけで、気張りや頑張りが出てしまって、無理をしやすくなります。しかも、元に戻ってしまう可能性を秘めています。ただの言葉の違いのように聞こえますが、「治る」は、自然の力を味方にして、自然治癒力を最大限に発揮させるので、自らの全体的なバランスを図ることで、元気になる力を発揮する可能性を示すものです。病気や症状と闘うことより、病気や症状に寄り添うことを目指していくことです。

ホログラフィーの原理（三次元空間の情報を二次元平面上に変換できるという原理）から類推すると、部分の中に全体が表現されていると思われます。今の身体に現われている小さなサインも、体全体のことを表わしています。この原理を使っているものが、リフレクソロジー（反射学）です。例えば、足裏には内臓が反射しているという考え方です。対処療法とは、部分を部分だけとしか見なかったり、問題の表面的なトゲだけ抜き、その問題が起こってきた原因や、部分と全体との関係を見なかったりする考え方です。

ここで少し、対処療法と根本療法について、アーユルヴェーダの見地からお話しします。アーユルヴェーダでは、人は五鞘（図14）でできていると考えます。上記人は、外からの刺激を五感で取り入れています。上記の五鞘のうち、一番外側の鞘は食物鞘と呼ばれ食べた物でできているとされる体の鞘です。この鞘より内側に、生気鞘、さらに内側に意思鞘があります。ここまでで三つの鞘です。この三つの鞘（体の鞘、気の鞘、心の鞘）は、相互に関係し合っています。少し例をあげてみましょう。

図 14　五鞘図

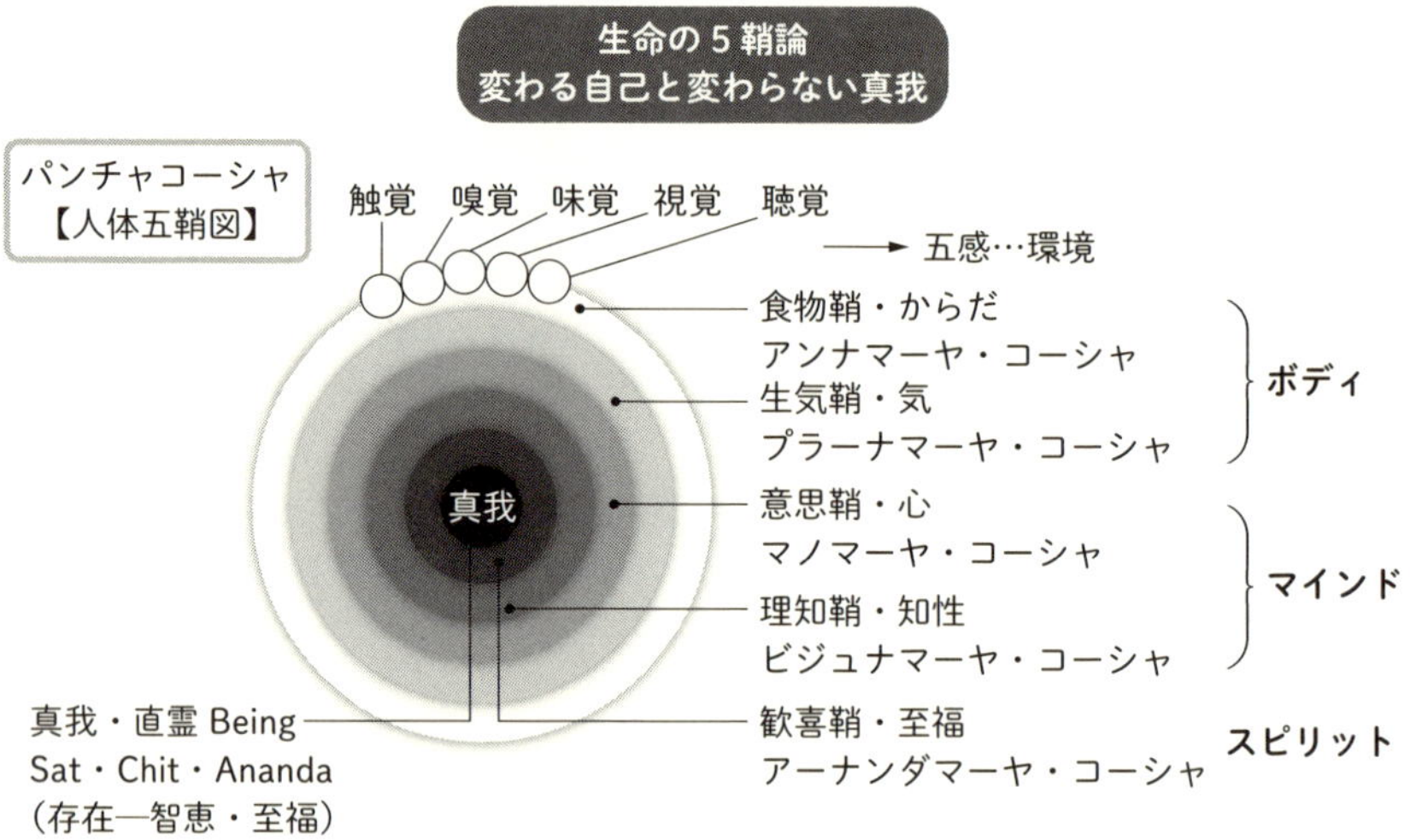

もし体に緊張があると、心にゆとりを持ったり、呼吸を深くしたりすることは、多分、不可能でしょう。なぜなら、体・呼吸・心は三つの鞘でお互い深くかかわりあっているからです。もう少し見ていきます。そこで少し呼吸を楽に吐くようにすると気持ちが落ちつき、体の緊張がゆるんでいくのを感じます。こぶしを握り、体に力を入れて、気持ちも頑張るように力を入れながら、息を「はー」とのんびり吐くことは、とても難しいでしょう。この例のように、体の緊張をゆるめれば呼吸が深くなり、心もゆったりします。また、呼吸を深くゆったり吐くと、体の緊張がゆるみ、心にもゆとりが出ていきます。このように三つの鞘をバランスさせ調和させることは、練習すればわりと容易にできることです。

●最奥の自己に気づき、活かす

しかし、第三の鞘である意思鞘には、体と同様に、毒素（アーマ）がたまることがあります。そのアーマとは、どのようなものでしょうか。それは、怒り、恐れ、自己批判、自己否定、貪欲、恨みなどの否定的な感情やさまざまな家庭の問題、仕事のストレス、持っていたものの喪失、離婚、家族の死などから起こる心理的なストレスなどなどです。無気力になることもあるでしょう。他人からの否定や批判にさらされたり、暴力的な問題に出会ったりすることで、心の鞘に毒素がたまり込んでしまうこともあります。その毒素が、生気鞘や体の鞘にまで影響を与えていきます。

さて、ここで次の第四の鞘のことをお話ししましょう。この鞘は理知鞘と呼ばれます。これは記憶の鞘とも言われます。この鞘に〝私の体はアトピーである〟という記憶情報が組み込まれています。たとえ細胞が変換しても、アトピー症状の記憶情報が、同様の状態を作り出していくと考えられます。このことからも、この鞘の情報の変換が大切だと考えられます。

この鞘にある情報を新たなものに変換するには、その外の三鞘をケアして、五感の使い方を変え、さらには、理知鞘のさらに内側にある喜びの鞘にコンタクトすることが大切だとされています。

アーユルヴェーダでは、「理想のあなたはすでにあなたの中にある」と言われますが、それは、この一番最奥の自己に気づき、その自分を活かすことが重要だと考えるからです。アーユルヴェーダでは、病気は第四鞘の記憶の誤りとも言われています。病気が治ることは浄化であると表現をしたのは（一一六頁参照）、この最奥の鞘に気づくことは、ハッピーな自分に気づくことであり、そのことが浄化とも言えるからです。今の症状が消えたとき、あなたは自分の確かさと喜びで、全身が弾むはずです。

アーユルヴェーダが根本治癒を目指すのは、自分の内側にある確かさと喜びに気づき、毎日を生き生きと暮らす自分に出会うためです。そこには、禁止や制限で病気を「治す」よりも、かけがえのない自分が快適で居心地が良い状態を作り出していくことこそを、大切にしていきたいのです。

第8章 専門家と患者さんの間に橋をかけるアーユルヴェーダ

1 専門家中心から患者さん中心の治療に切り替えるには

医療の専門家の先生方は、大変素晴らしい知識を持っていらっしゃいます。また、その知識に人を当てはめることも得意です。その知識と経験から病名がつけられ、その病気に対する治療が始まります。しかし、今、求められていることは、専門家に従うことより、患者さん中心の医療です。一方的に病名を下し、その病気と闘って乗り越えようとする医療を切り替えることです。

人はそれぞれ、生まれた環境も性格もさまざまです。そのため病気を治すこと以上に、人の個性をよく見て、その人本来のバランスのとれた状態に戻すことこそが、今、問われています。専門家の治療法や処方を取り入れることは、もちろん大切です。しかし、そのとき注意が必要なのは、専門家の処方は、時に患者さんを追い詰めることがあることです。病気によっては、禁止事項がたくさんあります。患者さんの中には、禁止されたことを守る方も、禁止されると反対のことをやりたくなる方も、また悪いと思いながらついつい自分に負ける方もいます。専門家と患者さんの間の溝は、現在、大変深い気がします。

「こんなことしているからダメ」と、専門家から脅かされる関係性から、より発展的な治癒に向けていくためには、患者さん自らが依存から抜け出し、自分の足で立ち、できることとできないことを、自分できちんと仕分けし実行することが必要です。患者さんは、病気の当時者です。禁止されることから発展はありません。専門家から言われたから仕方がなしに止めるのではなく、自ら選択して止める意思を持つ、そこから始めてみませんか。

例えば、筆者はアーユルヴェーダの処方箋をお伝えする際、決して無理なことを押し付けません。しかも、自分自身でやっていないようなことを、人に伝えることはできないと考えています。それは、無理強いされて実行できるほど、人は強くないことを、自ら体験してきているからです。アーユルヴェーダでは、〝朝の起床は日の出の九六分前〟というのが定説ですが、それを人に押し付けることはできません。なぜなら、人はそこまで強くはないからです。「無理だからやめた」とか、「私は何やっても長続きしない」と言う人に、それ以上の重荷を背負わせることは逆効果です。その場合、筆者は、「一五分なら早起きできそうですか？　その一五分の使い道を自分で考えてみませんか」と提案します。そうすれば、散歩したり、軽い運動をしたり、瞑想をしたりなどなど、自分のための素敵な時間を捻出することができます。「早く起きた分、夜は一五分早く寝ることができますか」とさらに提案して、「それは難しい」と言った方は、今までいませんでした。人任せから、当事者意識をもって選択をし、実践するようにしてみましょう。失敗や挫折を決して恐れないでください。

2 専門家の治療をより効果的にする自己治癒力

本書でも、ポーズや呼吸法などで、ヨーガからたくさんのヒントをいただいてきました。ヨーガと言うと、「体が固いと無理なのでは」という認識が、一般的には多いようですが、実はヨーガの真骨頂は、さまざまなポーズを終えた後のシャヴァーサナと呼ばれる、ただ寝るだけのポーズにあると言っても過言ではないと思っています。

ポーズの後に、ただ寝る。そこには、人の持っている自然治癒力を最大限味方にする智慧が、隠されているからです。例えば、腰をねじると、ちょうどウエストのあたりに刺激が入ります。それを、痛いとか苦しいというほど頑張らないで、気持ちの良い程度の刺激を味わいます。その後、ポーズを解いてさらに横になって寝てみると、ウエストだけでなく必要なところに、血液やエネルギーが行きわたっていくことを感じ取ることができます。これこそが、治癒力を味わうことだと、私は思っています。人には食欲不振や風邪の発熱というように、体の不調を改善させるために、必死になって症状を出していく力が備わっています。それもまた、自然治癒力のなす業です。

人が、何らかの刺激に対してストレス反応を起こしたとき、副腎皮質ホルモン分泌器官からコルチゾールと呼ばれるホルモンが分泌されます。免疫は、自己と自己でないものを区別する自己防衛機構で、アトピーなどは、この免疫機能のアンバランスから起こると言われています。ストレス反応時に副腎皮質ホルモン分泌器官から分泌されるホルモンが、免疫系の活動を低下させるとも言われます。

アトピーにとって、自律神経のバランスを図り、免疫力を引き上げ、ストレス反応のオン&オフのスイッチの切り替えが図れるようにすることが助けになります。そのために役立つ安全で無害な方法が、ヨーガおよび呼吸法、瞑想です。また、あなたの身体や心が喜ぶことをして、どんどん自然治癒力を味方にしていきましょう。

3 自然治癒アドヴァイザーとしてのアーユルヴェーダ

●医療者と患者さんとの溝を埋める役割

アーユルヴェーダは、今から五千年も前に、インドで生まれた伝統医学です。現代医学と同様に、アーユルヴェーダを修得したヴァイディヤと呼ばれるドクターが、治療にあたります。その治療の中心は、パンチャカルマと呼ばれる解毒法の実践やライフスタイルの見直しなどです。現代でもインドでは、現代医学のみならず、アーユルヴェーダの治療を受ける方々が多くいます。さらに、アーユルヴェーダは、スリランカを始め多くの国々に伝承しています。日本も同様です。

このような流れの中で受容されてきたアーユルヴェーダに、今、求められるのは、医者を含む医療者と患者さんとの間をつなぐアドヴァイザー的な役割なのではないでしょうか。その理由の一つは、患者さんの医療者への依存、あるいは、医療者から患者さんへの無理な提案といった、医療者と患者さんの間の溝を埋める必要があると考えるからです。

例えば、病気になったときに、自分の体をお医者さんのところに持って行って、「どうにかしてほしい」とお医者さんに依存する姿勢では、病気はいつまでも他者療法にゆだねられてしまいます。それに対して自己療法は、病気を回復させるために、毎日、自分で行なう努力です。しかし、患者さんは、病気で疲弊していたり、情報が過多で、どれが本当なのか迷ったりして、自分で答えが見出せないことがよくあります。そのようなときに、医療者的な関係とは違った立場から、患者さんに寄り添うアドヴァイザーの役割が大きいのではないでしょうか。ただし、このアドヴァイザーの役割を家族が果たす場合は、患者さんがわがままになるというようなデメリットもあるようです。

●「セラピスト」から「セラヴィスト」へ

アドヴァイザーとしての役割から見たアーユルヴェーダの可能性を、今までの筆者の体験からご紹介させていただきます。

フランスには「セ・ラ・ヴィ（C'est la vie）」「これもまた人生さ」という言葉があります。「セ・ラ・ヴィ」にはさまざまな意味が込められ、うまくいっていないときには、「これもまた人生さ」「生きていればいろんなことがあるさ」「くよくよせずに人生を楽しもう」などといった気持ちを込め、思い通りにいかない状況をまるごと受け止め、ただ意気消沈するのではなく、前を向いて歩き出そうとするしなやかな心持ちが表われています。また、好調なときは、「すばらしい人生だ」という意味になり、そのすばらしさを思いっきり謳歌し、ピュアでまっすぐな心が感じられる言葉になります。この「セ・ラ・ヴィ」は「セラピー」に音が似ていて、通じるものがあるのではと、筆者は思っています。

世間には「セラピスト」という言葉があり、医療者とは異なる立場から、予防医学的にストレスの軽減やリラックスなどの援助をする方々を総称しています。これからは、「セラヴィスト」が、患者さんと医療者の間を結ぶ役割を果たして、患者さんの人生の物語をつぐむお手伝いをするときがやってくるのではないでしょうか。患者さんと同じところに立って、医療者との間に橋をかけるセラヴィスト。患者さんとセラヴィストとの関係性が、人生という劇場の幕をコントロールしていくのです。

疲れて暗い顔で訪れた方も、セラヴィストと一緒に〝人生という劇場〟の舞台でひとときを過ごすうちに、元気を取り戻すことがあるでしょう。そして、セラヴィストも、患者さんと接する中で、学びや活力をもたらされることがたくさんあるはずです。セラヴィストは、患者さんより優位に立って治療を施す医師でも、低い立場で尽す召し使いでもありません。患者さんと肩を並べて寄り添い、今ここで繰り広げられる舞台をともに楽しむ同志なのです。

セラヴィストが行なうのは、決して治療や魔術ではありません。相手の肩についた塵を払うような、ささやかでありながらも、より良い今を過ごすために大切なことです。〝塵を払う〟などと言うと、取るに足りない、なくても困らない仕事のような印象を受ける人もいるかもしれませんが、それは大きな誤解です。ここで払う〝塵〟は、確かに小さくて目立たないものかもしれません。しかし、そのままにしておくと、もっと大きな塵を招くきっかけになったり、シミとして定着したりします。ここでたとえられた〝塵〟を、病気や不調に置きかえてみると、アーユルヴェーダの役割がよくわかります。

アーユルヴェーダは、〝予防医学〟であり〝幸福の医学〟だと言われています。たいしたことのない〝塵〟のように思える症状が、小さな〝塵〟であるうちに対処することで、重篤な病気に発展しないように予防し、幸福へと導くのです。セラヴィストの〝予防〟は、今はまだ〝塵〟で目に見えにくく、その仕事は評価されにくいものかもしれません。しかし、〝塵〟のうちに食い止め、健やかな心身を保つべく、バランスを整えたことの功績は、大きいと思いませんか？一見とてもささやかに見えますが、とても重要で信頼が置けて、誇るべきものだと考えています。

●セラヴィストが生み出す相乗効果

私は、ヨーガやアーユルヴェーダの研究を四〇年近く続けており、その流れの中で、施術やその指導に携わるようになったのは、今から三〇年ほど前のことです。当時、一般には今よりもっと知られていなかったアーユルヴェーダの知恵を、まずはサロンや施術を通してお知らせしていこうと考え、東京の恵比寿、青山、自由が丘を始めとして、新たなコンセプトのサロンを立ち上げました。そこでは、次々にオリジナルなメニューを展開しながら、体と心のつながりや法則を確認していくことができました。その中で、セラピーとは決して自分ひとりで完結するものではなく、人との関わりを通して、ともに作りあげていくものだということに気がついたのです。

人と環境とを隔てている境界線が取り払われる。そうすれば、セラヴィストと悩みをもつ方の二人の間には、共鳴による相乗効果が生まれるようになるのです。1＋1＝2以上の価値を生み出し、互いに調整作用を得られるのではと思っています。アーユルヴェーダ・セラヴィストの道は、これから医療者と患者さんとの間に渡される橋になるのではないかと思っています。

そしてまた、現在はアトピーに悩まされている読者であるあなたが、いつかその体験と学びを、同じ苦しみをもつ方のセラヴィストとして役立てる日が来ることを願っています。

おわりに

医療者でない私が、アトピーの本の依頼を受けたとき、はじめはとても戸惑いました。「私よりも適任の方が、たくさん世の中にはいらっしゃるのに、なぜ私に」と。また私は、アトピーを患ったことがありません。だから、自分の体験は語ることができません。でも私は、自分の幼少期の病弱な体験を持っています。さらに、多くの方々の体験を通して、治療のための禁止事項への対処の仕方や、辛い症状を乗り越える方法を身に着けることができました。その方法のポイントは、快の原理です。自分の身体や心によく耳を澄ましてみると、人はすでに答えを知っているのです。もともと私の立ち位置は、物事に白黒をつけたり、成否を判断したりする立場ではなく、バランサー的役割を果たしていると思っています。そんな私だからこそ、アトピーという「疾患」への対処とは異なるアトピーとの向き合い方をお伝えすることができると考えました。さらには、疾患をバネにして自分の可能性を開くことができるとお伝えすることが、私の役割と思い、本書を執筆させていただきました。

本書で紹介させていただいたように、アーユルヴェーダを、セラヴィ（人生という劇場）の中でくり広げられるさまざまな出来事を、体験し、消化し、乗り越えていくための生命科学と捉えて、自分と向き合うことから始めてください。それは、アトピーの当事者はあなた自身だからです。そして、自分だけで抱え込まないで、周りの人の協力を得て、一緒に改善へと向かっていきましょう。あなたに手を差し伸べ、役に立ちたいと思っている人が、どれだけ多くいることでしょう。

まずは当事者意識を持ち、依存でなく自立し、そのうえで初めて人の手を借りてください。それが共存です。さらに、症状と闘うことよりも、まずは症状から学んでください。そして、ライフスタイルの転換を通して症状の緩和を心がけ、症状の治癒に向かってください。

アーユルヴェーダの根治療法は、「治す」のではなく、「治る」ことを目指します。「治す」には無理があるので、また元に戻ります。「治る」は、自然の力を味方にして、自然治癒の力を最大限に発揮することです。「治る」ための思いと言葉の使用も、全体としての生命に大きくかかわります。こうして、病気や症状と闘うことより、病気や症状に寄り添うことを目指してみませんか。それは、人間の健康は、体だけが支えているのではなく、心と切り離せない生命のエネルギーが全身にいきわたり循環した状態、つまり自然の中で生かされた状態で保たれているからです。

自然回帰の力をこれからどんどん活かすことで、アトピーを改善されていくことを、心から願っています。

最後になりますが、本書を書くきっかけをくださった農文協の松田氏に心より感謝いたします。また、私に多くのヒントや勇気を与えてくださっているアーユルヴェーダの受講生の方々やスタッフに、心より感謝しています。

本書がアトピーに悩むあなたのお役に立つことを心から願って、ペンを置かせていただきます。

ありがとうございました。

西川眞知子

●著者略歴

西川眞知子（にしかわ　まちこ）

横浜市生まれ。上智大学外国語学部英語学科を経て、佛教大学卒業。第24代ミス横浜。現在、日本ナチュラルヒーリングセンター代表。

幼少期の病弱を自然療法で克服したのをきっかけに大学時代にインド、アメリカなどを歴訪し、ヨーガや自然療法に出会う。それらの経験と研究を元に、「日本ならではのアーユルヴェーダ」を提唱。体質別健康美容法を提案し、独自な簡単生活習慣プログラムを構築。健康美容のコンサルティング、商品開発などに携わるかたわら、講演やセミナーなどをこなす毎日を送っている。

著書・共著に『アーユルヴェーダ実践BOOK』（地球丸）、『これ一冊できちんとわかるアーユルヴェーダ』（マイナビ出版）など、30冊以上の書を手がける。

http://www.jnhc.co.jp

アーユルヴェーダで我慢しないアトピー生活
体と心の快の原理

健康双書

2017年4月25日　第1刷発行

著　者　　西川眞知子

発行所　一般社団法人 農山漁村文化協会
〒107-8668　東京都港区赤坂7-6-1
電話　03（3585）1141（営業）　03（3585）1145（編集）
FAX　03（3585）3668　　振替 00120-3-144478
URL　http://www.ruralnet.or.jp/

ISBN 978-4-540-16171-1　　DTP制作／ふきの編集事務所
〈検印廃止〉　　印刷／㈱光陽メディア

製本／根本製本㈱
Printed in Japan　　定価はカバーに表示
乱丁・落丁本はお取り替えいたします。